外科病理学：
非病理医师的实用指南

Surgical Pathology:
A Practical Guide for Non-Pathologist

主编 ◎ [科威特]艾哈迈德·阿塔勒布（Ahmad Altaleb）

主译 ◎ 杨军　李月　章诗伟

科学技术文献出版社
SCIENTIFIC AND TECHNICAL DOCUMENTATION PRESS
·北京·

图书在版编目（CIP）数据

外科病理学：非病理医师的实用指南 / (科威特) 艾哈迈德·阿塔勒布 (Ahmad Altaleb) 主编；杨军, 李月, 章诗伟主译. -- 北京：科学技术文献出版社, 2024. 7.
ISBN 978-7-5235-1556-3

Ⅰ. R602-62

中国国家版本馆 CIP 数据核字第 2024L9P482 号

著作权合同登记号 图字：01-2024-3348
中文简体字版权专有权归科学技术文献出版社所有
First published in English under the title
Surgical Pathology: A Practical Guide for Non-Pathologist
edited by Ahmad Altaleb
Copyright © Ahmad Altaleb, 2021
This edition has been translated and published under licence from
Springer Nature Switzerland AG.

外科病理学：非病理医师的实用指南

策划编辑：张　蓉　责任编辑：张　蓉　危文慧　责任校对：张　微　责任出版：张志平

出　版　者	科学技术文献出版社
地　　　址	北京市复兴路15号　邮编 100038
编　务　部	（010）58882938，58882087（传真）
发　行　部	（010）58882868，58882870（传真）
邮　购　部	（010）58882873
官 方 网 址	www.stdp.com.cn
发　行　者	科学技术文献出版社发行　全国各地新华书店经销
印　刷　者	北京地大彩印有限公司
版　　　次	2024年7月第1版　2024年7月第1次印刷
开　　　本	787 × 1092　1/16
字　　　数	136千
印　　　张	7
书　　　号	ISBN 978-7-5235-1556-3
定　　　价	118.00元

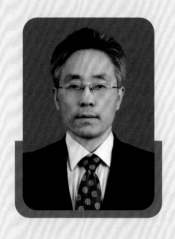

杨 军

病理学与病理生理学博士，主任医师，博士研究生导师，现任西安交通大学第二附属医院病理科主任，九三学社社员，教育部新世纪优秀人才（2009年）、第五届陕西省青年科技奖（2004年）获得者。

【社会任职】

兼任中国医药生物技术协会组织生物样本库分会委员、陕西省抗癌协会理事、陕西省抗癌协会肿瘤分子分型专业委员会主任委员、陕西省抗癌协会肿瘤生物样本库专业委员会副主任委员、陕西省医师协会病理科医师分会副会长、陕西省医学传播学会理事。

【工作经历】

从事外科病理学诊断工作和转化医学研究近30年。

【学术成果】

先后承担国家自然科学基金2项，获国家专利18项，发表论文80余篇。获得我国组织芯片领域第一项专利，研发出了国内首套拥有完全自主知识产权的HT-1型组织芯片制备系统，以及双排病理取材刀、一步法细胞蜡块制备技术和相关试剂盒、DOX术中快速冰冻包埋剂，先后提出先天性巨结肠和先天性巨结肠类缘病的工作分类方案、免疫组织化学检测结果判读方法、双标单染免疫组化染色方法等。

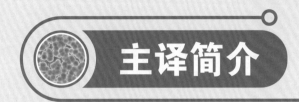

主译简介

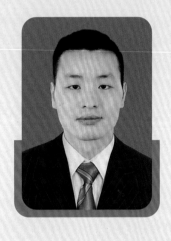

李 月

医学硕士，现任重庆大学附属涪陵医院病理科主治
医师。

【专业特长】

从事临床病理学诊断工作，擅长间质性肺疾病病理、泌尿系统病理、
消化道早癌病理、乳腺病理的诊断及活检样本现场快速评价（rapid on-site
evaluation，ROSE）。

【学术成果】

先后参与国家自然科学基金项目和省部级科研项目6项，已发表研究论文
20篇。

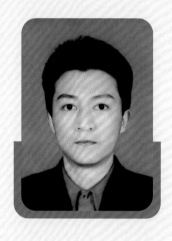

章诗伟

医学博士，现任湖北省中西医结合医院病理科主任。

【社会任职】

兼任湖北省抗癌协会肿瘤病理专业委员会委员、武汉医学会病理学分会委员。

【专业特长】

从事临床病理学诊断和肿瘤微环境的免疫平衡调控及肿瘤免疫治疗的基础与临床研究。擅长临床病理学诊断及病理形态学早癌筛查。

【学术成果】

先后主持湖北省卫生青年科技人才基金1项、湖北省卫生健康委科研基金1项，已发表研究论文多篇（其中SCI收录论文4篇）。

译者名单

主　译　杨　军　西安交通大学第二附属医院

　　　　李　月　重庆大学附属涪陵医院

　　　　章诗伟　湖北省中西医结合医院

副主译　王姝妹　空军军医大学唐都医院

　　　　刘小艳　空军军医大学唐都医院

　　　　牟晓荣　空军军医大学唐都医院

译　者　（以姓氏笔画排序）

　　　　王　浩　广州医科大学附属番禺区中心医院

　　　　王新华　石河子市人民医院

　　　　李巧雅　佛山市第五人民医院

　　　　李晓梅　深圳市人民医院

　　　　郜红艺　广东省妇幼保健院

　　　　宫国良　康都医学病理诊断中心

　　　　郭　睿　西安交通大学第二附属医院

　　　　曾　亮　广州市妇女儿童医疗中心

图像是对想象力最强的刺激来源之一，这便是微观观察在生物医学科学中如此富有价值的原因。外科病理医师一生中很大一部分时间都在通过显微镜观察，这种活动可能被称为"诊断识别"。他们试图将其看到的图像与预先存储于记忆中的图像，以及大量其他图像进行比较、匹配。

Frank González-Crussí，MD

González-Crussí F. A quick sketch of the surgical pathologist, from nature. Semin Diagn Pathol. 2008；25（3）：130-5.

本书献给我的父母、妻子、孩子和我的祖国科威特。

原书序言

　　对公众甚至医疗保健领域的专业人员来说，病理学就像一个"黑匣子"，在很短的几天内，标本送进去，报告发出来。没有人知道"黑匣子"里发生了什么，人们只在乎报告是否延迟或是否存在错误。内科医师和外科医师经常会对报告中使用的一些术语感到困惑。"筛状""基底细胞样""腺泡状""鞋钉状"和"鱼骨样"排列等对于患者到底意味着什么？为什么病理学会发生错误？古语云："隔行如隔山。"编写 *Surgical Pathology*：*A Practical Guide for Non-Pathologist* 的目的就是将"黑匣子"打开，弥补病理学与其他医疗保健专业之间的知识鸿沟。

　　本书得益于病理学和外科学教育领域领军人物的共同努力。其涵盖的主题十分广泛，从对病理学技术过程和病理学报告中的常用术语的描述，到对病理学诊断主观特点局限性的总结，以及标本处理和处置流程的不同时段可能导致最终诊断发生的错误的解读。本书中所列出的有助于作者以直观明了方式解释复杂过程的图表给我留下了尤为深刻的印象。在我看来，本书可以作为执业医师人手一本的参考书，除此之外，本书还有助于医学生和病理学住院医师快速了解基础病理学实验。

　　我对于作者所做的努力和本书的新理念深感赞赏，期待本书的出版。

Zu-hua Gao

Department of Pathology

McGill University Faculty of Medicine

Montreal，QC，Canada

April 5，2020

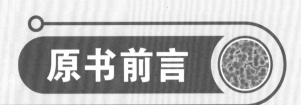

原书前言

　　由于涵盖内容有限，因此，本书并非一本外科病理学的教科书。其只是以信息图表/思维导图和插图形式汇编的概要，旨在通过专门为忙碌的外科医师和医疗保健领域专业人员设计的优质图像来简化外科病理学的主要概念。为达此目的，本书特意减少了文字描述，更多地依赖视觉表征，以便"一目了然"地实现信息和知识交流。

　　筹备本书的创意源于我多年的观察。我注意到绝大多数外科同事，包括实习生或住院医师，对于病理医师的工作和病理学实验室内的实际状况几乎一无所知。

　　着眼于上述问题，我决定放弃对疾病病理实体和组织学特征的讨论，因为相关知识可以从Rosai和Ackerman或Sternberg主编的外科病理学诊断专著中学习。

　　因此，本书的主要目的是提供一本简明实用的外科病理学背景概要，以及重要的术语、概念和一些技术知识。本书的另一个目的还在于弥补病理学和外科学，以及与其他医疗保健专业之间的知识鸿沟。

　　我希望您能喜欢本书，并能在您的医疗实践中发现本书的价值。

Ahmad Altaleb

Kuwait

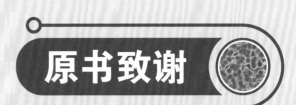

原书致谢

本书的出版要归功于许多给我启发和支持的人。

感谢杰出病理学家，以及我的老师兼同事Issam Francis博士，他在我培训期间给予我的激励、启发，成为我持续学习病理学的动力源泉。感谢我以前的病理学项目主任Sundus Hussein博士一直以来对我的支持和鼓励。另外，由衷感谢所有曾经帮助我日复一日学习病理学知识的高年资和低年资病理医师。

我尤其要感谢Springer Nature的副主编Wyndham Hacket Pain先生的帮助，感谢他在第一次沟通时便给予我的极大帮助，感谢Springer Nature全体员工的全程配合。

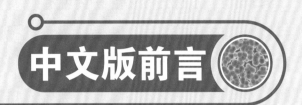

从事外科病理学工作近30年来，我一方面为外科病理学工作在疾病诊治中发挥的巨大作用感到欣慰；另一方面，也为外科病理学现状感到忧虑。虽然，病理学诊断被称为疾病诊断，尤其是肿瘤诊断的"金标准"，病理医师也被赞誉为"医生的医生"。但是，真实世界的外科病理学工作却时常处于尴尬局面，尤其是在国内。尽管若干年来，外科病理学工作的规范性已经得到很大程度上的提升。但是，在"临床–病理"沟通、申请表填写、样本送检、术中快速冰冻病理学诊断适应证选择、病理学报告解读等环节仍旧存在诸多问题。甚至，时常由此引起患者的诊疗问题。

虽然，造成该现状的原因很多，既有病理学内部的原因，也有学科设置、职能划分等医疗管理部门和医疗政策及医院的因素，但我一直认为，整个社会，尤其是医疗系统内部的管理人员、非病理学专业之外的其他医疗从业人员（特别是外科医师）缺乏疾病诊治的基本病理学素养是造成该现状的根源之一，而非病理学专业之外的其他医疗从业人员缺乏基本病理学素养的根源在于医学生在接受医学教育的过程中缺乏"外科病理学"的课程教育。

因此，长期以来，我始终坚信提高医疗管理人员、非病理学专业的临床医师，尤其是外科医师的病理学素养对提升"临床–病理"沟通效能、正确解读病理报告具有重要意义。

机缘巧合，有幸看到了由Ahmad Altaleb主编的专为非病理学专业医疗从业人员编写的Surgical Pathology：A Practical Guide for Non-Pathologist。该书图文并茂，采用简洁的语言、图表、思维导图介绍了外科病理学的工作流程及艰涩拗口的病理学术语，为非病理学专业的医疗从业人员提供了一本难得一见的外科病理学实用指南，有助于他们了解外科病理学工作流程、病理学检查申请表规范填写方式、样本送检流程、术中冰冻病理诊断适应证选择依据及病理报告正确解读方法等。

　　该书不仅适用于非病理学专业的外科医师阅读，也同样适用于所有医疗系统从业人员，包括医疗系统管理人员、医学生、非病理学专业的医学研究生和住培学员学习。

　　该书中文翻译版尽最大可能忠实于原文。在此，衷心感谢参与该书翻译、编审的人员和机构，你们的贡献对该书中文翻译版的出版功不可没！

　　同时，也希望该书中文翻译版的出版能够提升国内非病理学专业医疗从业人员的病理学素养，让被誉为诊断"金标准"的病理学诊断能够更好地服务患者，解决疾病的精准诊断问题。

　　怎奈本人才疏学浅，文中难免存在错误或有翻译不精准的情况，还请各位读者不吝赐教并及时斧正！

西安交通大学第二附属医院病理科

2023年8月5日

目 录

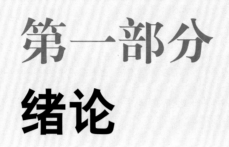

第一部分
绪论

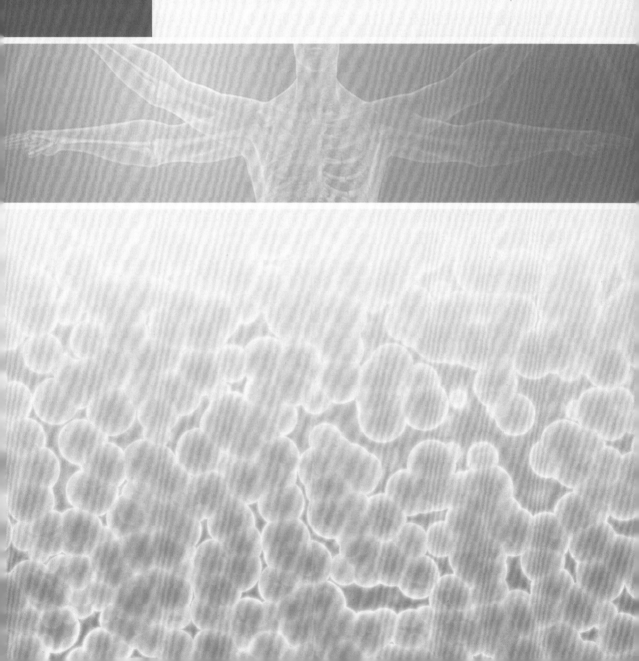

1 外科病理医师的作用：外科医师的视角

Eisa Lari、Ali Lari and Khaled Alyaqout

● **目的** ●

从外科医师的视角认识外科病理医师在手术前、手术中和手术后的重要作用。

引言

大量的临床诊断仍旧依赖于病理医师的最终诊断。在临床工作中，高度可疑的临床诊断并不能作为进行治疗的依据，尤其是在疑似恶性肿瘤时。因此，外科医师临床证实病理学诊断的能力不可避免地受到限制。随着医疗水平和患者期望值的迅速提高，基于疑似来确诊恶性肿瘤的占比在下降（Connolly et al.，2003）。由于不同亚专科病理医师的存在，每个病理医师都专注于处理相应亚专业的样本。

因此，病理医师在外科手术中的作用经常会被提及。病理医师是确定手术方式重点依赖的对象之一。无论是大体标本的评估，还是显微镜下观察检查，多种技术已被用于病理学诊断之中，包括冰冻切片和常规切片。外科医师依靠于病理医师对样本组织学特征的洞察。即使这块组织本身看起来明显异常或显示出"恶性"特征，对组织结构的适当分析仍旧必不可少。病理医师可对样本进行大体组织检查（肉眼观察），除此之外，还要在光学显微镜下对组织切片进行更细致的观察。另外，还可采用特殊染色/免疫组织化学染色和分子检测等不同技术以获得更进一步的信息。

术前评估

病理医师还要参与多学科团队（multidisciplinary team，MDT）讨论。作为一种更全面的综合交流方式，参与MDT可能比发一份带有亚专业"术语"的病理报告更富有成效（Carter，1997）。必须强调，在MDT中，确保所使用的专业术语能被双方理解具有必要性。同时，外科医师和病理医师必须协调工作，两个专业之间明确的多学科合作是既省时、高效，又符合患者最大利益的活动。在MDT讨论中，评估组织特征及其对不同治疗方案的反应至关重要（见第24章）。

在乳腺癌的诊断中，病理医师的意见是必不可少和极其关键的。病理学诊断是诊断乳腺癌的三维评估要素之一，临床检查和影像学检查是另外两个评估要素。例如，临床检查和放射影像学发现可疑病变，但是，仅仅基于可疑就进行手术可能是毫无根据的。组织学类型、恶性特征、侵袭程度、受体状态和分化程度等级是只有病理医师才能获得的参数（Leong et al.，2011）。

对于活检样本，可利用免疫组织化学分析以确定免疫学上的生物靶标，例如，雌激素受体、孕激素受体和Her2受体的状态。这些均可能改变治疗方法，甚至确定治疗病变的最佳方案到底是手术、化学疗法、激素疗法还是联合治疗。这些数据在治疗上的应用甚至可能改善患者预后（Leong et al., 2011）。

术中评估

病理医师既可以到手术现场对样本进行大体检查，也可以在病理科对通过人工或管道系统传送的样本进行大体检查。为了规避错误、优化管理流程，外科医师和病理医师之间的有效沟通必不可少。

无需质疑，在很多病例的手术过程中，病理医师的角色是不可或缺的（见第12章至第14章）。

术后评估

术后，病理医师通过对组织的分析指导下一步治疗。病理医师可判断切缘是否干净或是否需要再次手术。

不同的外科亚专科或有不同的会诊需求。普外科医师可能需要提供有关乳腺癌淋巴结状态的信息，而整形外科医师则需要提供皮肤鳞状细胞癌手术切缘的情况。病理医师的工作可能经常围绕着恶性肿瘤展开。

病理医师在确定肿瘤发病机制、临床相关性、肿瘤行为和评估预后方面发挥重要作用。外科医师可依此而尽可能地接近于正确诊断，并能更精确地评估治疗方案，或在一定程度上评估预后。

● 参考文献 ●

Connolly JL, Schnitt SJ, Wang HH, et al. Role of the surgical pathologist in the diagnosis and management of the cancer patient. In: Kufe DW, Pollock RE, Weichselbaum RR, et al., editors. Holland-Frei cancer medicine. 6th ed. Hamilton: BC Decker; 2003.

Carter D. Surgical pathology at Johns Hopkins. In: Rosai J, editor. Guiding the surgeon's hand: the history of American surgical pathology. Washington, DC: American Registry of Pathology; 1997. p. 23–39.

Leong AS-Y, Zhuang Z. The changing role of pathology in breast cancer diagnosis and treatment. Pathobiology. 2011;78(2):99–114. https://doi.org/10.1159/000292644.

2 组织病理学与细胞病理学比较

Esperança Ussene

● 目的 ●

了解组织病理学和细胞病理学诊断价值及其适用于诊断的样本类型的主要区别（图2.1～图2.4）。

组织病理学

通过活检（切开/切除）或手术标本获得组织

这种组织经过一系列流程处理，制成可用于显微镜下检查的组织切片，为病理医师提供人体组织和器官的显微结构

定义

它是病理学的一个分支，通过组织切片来研究和阐释疾病

这是一种耗时长、成本高的技术

组织病理学 与 细胞病理学的比较

定义

它是病理学的一个分支，通过观察和阐释细胞中的变化来研究疾病

也就是说，病理医师并不能观察到完整的组织结构，而只能看到细胞特征

细胞蜡块

细胞蜡块是指将细胞学样本包埋于石蜡蜡块之中，可以采用与组织病理学相同的方法进行切片和染色。该技术可提供更多的组织结构信息，并可用于更多的辅助技术检查，如免疫细胞化学染色和分子技术

细胞病理学

细胞可以是上皮表面和空腔内脱落的细胞，或从各种器官和组织中获得（通过细针穿刺）的细胞

这是一种相对快捷和廉价的技术，可用于良、恶性病变的快速鉴别

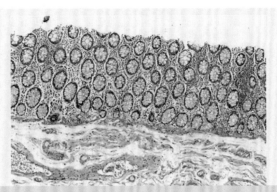

该组织的结构和各层次的特征可通过放大倍数来进行研究。苏木精－伊红染色（HE染色），×100。

图2.1　正常结肠黏膜和部分黏膜下层的组织切片

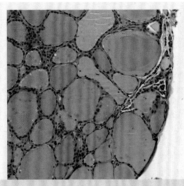

苏木精－伊红染色（HE染色），×100。

图2.2　正常甲状腺的组织切片

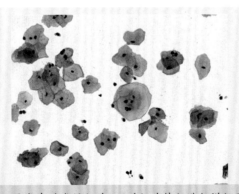

提示良性鳞状上皮细胞，也可见散在的炎性细胞。可对细胞特征进行详细研究，但无法观察组织结构。巴氏染色，×200。

图2.3　宫颈巴氏涂片

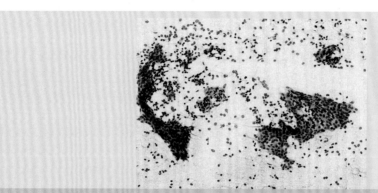

提示成团的细胞和组织碎片。注意背景中大量散在的细胞。迪夫快速染色（Diff-Quik Stain），×100。

图2.4 乳腺纤维腺瘤的细针穿刺（fine needle aspiration，FNA）涂片

● 扩展阅读 ●

Al-Abbadi M. Basics of cytology. Avicenna J Med. 2011;1(1):18.

Chandra A, Nhsft ST, Maddox A, Hertfordshire W, Nhs H. Tissue pathways for diagnostic cytopathology October 2019. 2019;(October):1–33.

Lester SC. Manual of surgical pathology: expert consult. 2010. 592 p.

Sharma R. Role of cell block in diagnostics—a new paradigm in cancer diagnosis. Int Clin Pathol J. 2015;1(5):113–8.

Syed S. Histopathology specimens. J Pak Med Assoc. 1992;42:51.

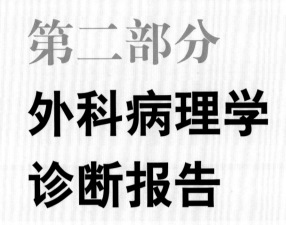

第二部分
外科病理学
诊断报告

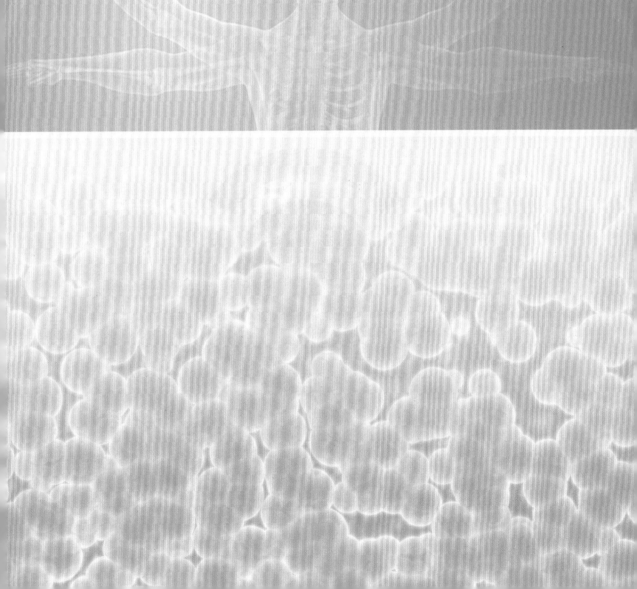

3

外科病理学诊断申请表，哪些是必填项？

Esperança Ussene

● 目的 ●

了解应该提供给病理医师的必要数据，以便进行适当的"临床-病理"联系，从而做出准确的病理学诊断。

外科病理学诊断申请表

患者样本必须附带填写完整的申请表。申请表必须包含以下正确信息：

必填项：患者身份

- 患者全名
- 出生日期
- 住院号
- 患者住址

1

哪些是必填项？

外科病理学申请单

A
B
C
D
E

推荐项：其他必填信息

- 申请者和科室
- 样本类型、数量和检查需求
- 样本采集日期和时间
- 申请优先等级

3

2

必填项：临床信息

- 还必须包括相关的临床信息。缺乏临床信息，可导致某些检查无法进行
- 临床概要可对结果进行评估，并判断是否需要采取下一步措施

• 扩展阅读 •

Bailey J, Jennings A, Parapia L. Change of pathology request forms can reduce unwanted requests and tests. J Clin Pathol. 2005;58(8):853–5.

Singh H, Charaya N, Poonia M, Kaur Sidhu S, Singh Sihmar S. Biopsy—a vision of life. Int J Contemp Med Res [Internet] 2016;3(6):2454–7379. www.ijcmr.com.

外科病理学诊断报告的简化

Ahmad Altaleb

● 目的 ●

了解外科病理学诊断报告的结构和基本组成部分。

外科病理学诊断报告主要是病理医师和临床医师之间的沟通方式，有时也是病理医师之间的沟通方式。

它有特定的组成部分，包括记录、描述和阐明标本呈现的大体特征和显微镜下的病理变化、做过的辅助检查和最终诊断（表4.1）。

报告应包含病理医师获得的所有信息，即用于指导制定患者治疗方案所必需的信息。这些信息可因肿瘤来源、类型和所采用分期的不同而异。此外，不同医院（机构）所采用的报告格式也可能会有所不同。

很多人一直在尝试对外科病理学诊断报告进行标准化，并为此提出了多种报告模板和草案（表4.2和图4.1；译者注：原书图4.1内容较多，不再逐一翻译，简要概括为表4.2，并保留原书图4.1）。

标准化有助于确保报告的完整性，并避免遗漏有助于制订患者治疗计划和评估预后的基本信息。它还有助于开展质控和临床研究。

外科病理学诊断报告还应包含对临床医师治疗的指导性点评、意见或建议，这将有助于优化患者治疗。这些通常可以写到"评论"部分。

最后，应及时签发报告，以避免延误患者的治疗（从而无谓地增加医疗成本，引发医疗差错、困惑或使那些通常已经倍感忧伤的患者更加焦虑）。

表 4.1　外科病理学诊断报告要件

报告要件	条目
患者人口学信息	姓名、年龄、出生日期、性别、住址
临床资料	临床相关信息
大体描述	送检标本的数量和类型、病理变化、病变特征、与手术切缘的距离等 送检的部位/位置概述
显微镜下描述	肿瘤类型、分级、分期、非肿瘤性改变、辅助检查（如免疫组织化学、分子检测）
诊断	肿瘤类型、分级、分期及其他相关的主要发现
备注	（如适用）表述病理医师的意见/关注点或建议
附录/修正	（如适用）任何待检测的补充结果或最终报告签发后诊断的任何修订内容

表 4.2 简化的外科病理学诊断报告

外科病理学诊断报告	
姓名:	申请医师:
年龄/性别/DOB	取材日期:
登记号#:	接收日期:
患者#:	报告日期:
最终诊断	
甲状腺，甲状腺全切术	

Surgical pathology report

Name: Requesting
Age/Sex/DOB   Physician:
Med Record #:   Date of Procedure:
Patient #:   Date Received:
                                        Date of Report:

FINAL DIAGNOSIS

THYROID, TOTAL THYROIDECTOMY-

Papillary thyroid carcinoma, conventional type(1·7cm), right lobe

No capsular or angiolymphatic invasion

Margin is free of carcinoma

Pathologic stage pT1bNx

Background of focal lymphocytic thyroiditis

Surgical Pathology Cancer Case Summary (Synoptic) Report

> This substitutes the 'microscopic description' section
> Here you get most of the details you are looking for!

Procedure
Total thyroidectomy

Tumor Focality
Unifocal

Tumor Site
Right lobe

Tumor Size
Greatest dimension (centimeters): 1·7 cm
     Additional dimensions (centimeters): 1·5 x 0·9 cm

Histologic Type
Papillary carcinoma, classic (usual, conventional)

Margins
Uninvolved by carcinoma

Angioinvasion (Vascular Invasion)
Not identified

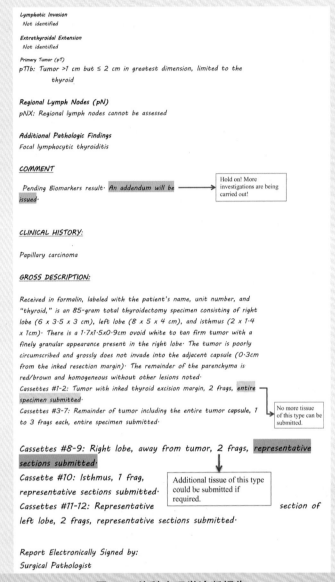

Lymphatic Invasion
  Not identified

Extrathyroidal Extension
  Not identified

Primary Tumor (pT)
pT1b: Tumor >1 cm but ≤ 2 cm in greatest dimension, limited to the
        thyroid

Regional Lymph Nodes (pN)
pNX: Regional lymph nodes cannot be assessed

Additional Pathologic Findings
Focal lymphocytic thyroiditis

COMMENT

  Pending Biomarkers result· An addendum will be issued·

> Hold on! More investigations are being carried out!

CLINICAL HISTORY:

Papillary carcinoma

GROSS DESCRIPTION:

Received in formalin, labeled with the patient's name, unit number, and "thyroid," is an 85-gram total thyroidectomy specimen consisting of right lobe (6 x 3·5 x 3 cm), left lobe (8 x 5 x 4 cm), and isthmus (2 x 1·4 x 1cm)· There is a 1·7x1·5x0·9cm ovoid white to tan firm tumor with a finely granular appearance present in the right lobe· The tumor is poorly circumscribed and grossly does not invade into the adjacent capsule (0·3cm from the inked resection margin)· The remainder of the parenchyma is red/brown and homogeneous without other lesions noted·
Cassettes #1-2: Tumor with inked thyroid excision margin, 2 frags, entire specimen submitted·
Cassettes #3-7: Remainder of tumor including the entire tumor capsule, 1 to 3 frags each, entire specimen submitted·

> No more tissue of this type can be submitted.

Cassettes #8-9: Right lobe, away from tumor, 2 frags, representative sections submitted·
Cassette #10: Isthmus, 1 frag, representative sections submitted·
Cassettes #11-12: Representative section of *left lobe, 2 frags, representative sections submitted·*

> Additional tissue of this type could be submitted if required.

Report Electronically Signed by:
Surgical Pathologist

图4.1　外科病理学诊断报告

扩展阅读

Cancer Protocol Templates [Internet]. College of American Pathologists. 2010. [Cited 2020 Mar 10]. https://www.cap.org/protocols-and-guidelines/cancer-reporting-tools/cancer-protocol-templates.

Connolly JL, Schnitt SJ, Wang HH, et al. Role of the surgical pathologist in the diagnosis and management of the cancer patient. In: Kufe DW, Pollock RE, Weichselbaum RR, et al., editors. Holland-Frei cancer medicine. 6th ed. Hamilton: BC Decker; 2003.

Lester SC. Manual of surgical pathology: expert consult. 3rd ed. Philadelphia: Elsevier/Saunders; 2010.

Weidner N. Modern surgical pathology. Philadelphia: Saunders/Elsevier; 2009.

病理学诊断报告中术语的说明

Ahmad Altaleb and Nicolas Kozakowski

● 目的 ●

学习并理解病理医师的语言及其背后隐藏的一些常用术语。

用于描述细胞形态的术语

透明细胞肿瘤

定义

· 由增生的透明细胞形成的肿瘤
· 透明细胞：是细胞质透亮"透明"的细胞——看起来呈白色（HE染色）
· 在HE染色切片上，细胞质成分（脂质/糖原）呈现这种外观

注意事项

1. 多种肿瘤需要与之鉴别
2. 肿瘤发生部位和2°伴随征象有助于缩小鉴别诊断范围
3. 免疫组织化学染色对鉴别转移性肿瘤有很大帮助

注：许多肿瘤可显示透明细胞样改变（局灶性）——这有别于透明细胞肿瘤

首先

· 首先考虑癌（最常见）
· 少见的几种软组织肿瘤（血管周上皮样细胞瘤，透明细胞肉瘤）

潜在的鉴别诊断

1

更多例证

按照解剖部位
· 肺部（透明细胞糖瘤）
· 头颈部（唾液腺、甲状旁腺肿瘤）
· 女性生殖道（透明细胞腺癌）

3

2

R.A.S.H

R 肾细胞癌
A 肾上腺皮质肿瘤
S 精原细胞瘤
H 肝细胞肝癌

上皮样细胞肿瘤（上皮样形态）

定义

上皮样的→上皮－样（类似上皮细胞）
大的多角形细胞伴有丰富的细胞质和圆形/卵圆形细胞核

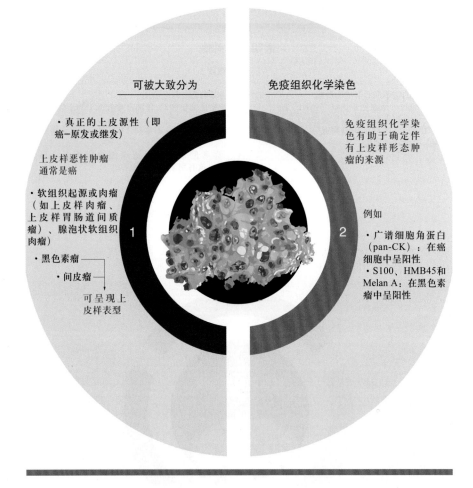

可被大致分为

· 真正的上皮源性（即癌－原发或继发）

上皮样恶性肿瘤通常是癌

· 软组织起源或肉瘤（如上皮样肉瘤、上皮样胃肠道间质瘤）、腺泡状软组织肉瘤）

· 黑色素瘤

· 间皮瘤 → 可呈现上皮样表型

1

免疫组织化学染色

免疫组织化学染色有助于确定伴有上皮样形态肿瘤的来源

例如

· 广谱细胞角蛋白（pan-CK）：在癌细胞中呈阳性
· S100、HMB45和Melan A：在黑色素瘤中呈阳性

2

小圆（蓝）细胞肿瘤

定义

· 一组侵袭性恶性肿瘤，由相对较小且形态单一的未分化细胞组成，核浆比高

· 在HE染色切片中呈蓝色的原因是细胞浆稀少且细胞核明显增大（细胞核为嗜碱性，呈现蓝色）

注意事项

因为该肿瘤分化差/未分化→更难给予诊断

此类肿瘤的起源可能是：
1.血液淋巴组织（如淋巴瘤）
2.软组织（肉瘤）
3.上皮性（小细胞癌）

最终诊断

组织学形态+免疫组织化学+流式细胞术（淋巴瘤）+分子/细胞遗传学检测

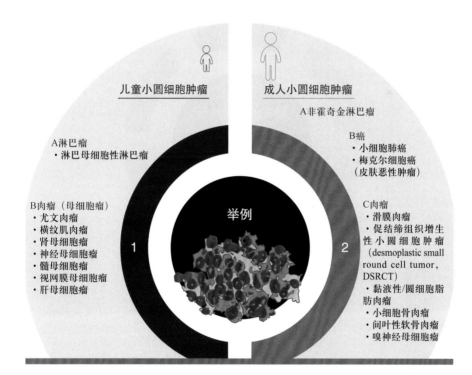

儿童小圆细胞肿瘤

A淋巴瘤
· 淋巴母细胞性淋巴瘤

B肉瘤（母细胞瘤）
· 尤文肉瘤
· 横纹肌肉瘤
· 肾母细胞瘤
· 神经母细胞瘤
· 髓母细胞瘤
· 视网膜母细胞瘤
· 肝母细胞瘤

成人小圆细胞肿瘤

A非霍奇金淋巴瘤

B癌
· 小细胞肺癌
· 梅克尔细胞癌（皮肤恶性肿瘤）

C肉瘤
· 滑膜肉瘤
· 促结缔组织增生性小圆细胞肿瘤（desmoplastic small round cell tumor, DSRCT）
· 黏液性/圆细胞脂肪肉瘤
· 小细胞骨肉瘤
· 间叶性软骨肉瘤
· 嗅神经母细胞瘤

举例

1

2

梭形细胞肿瘤

定义

一种由具有梭形细胞核的长梭形细胞组成的肿瘤，是软组织（间叶源性）肿瘤中最常见的类型

注意事项

无论是良性还是恶性（肉瘤），首先应考虑软组织肿瘤。但是，癌和黑色素瘤（罕见变异型）中还存在梭形细胞变异型

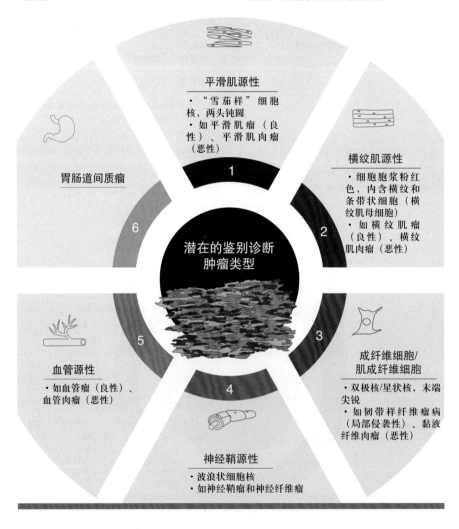

平滑肌源性
- "雪茄样"细胞核，两头钝圆
- 如平滑肌瘤（良性）、平滑肌肉瘤（恶性）

横纹肌源性
- 细胞胞浆粉红色，内含横纹和条带状细胞（横纹肌母细胞）
- 如横纹肌瘤（良性）、横纹肌肉瘤（恶性）

成纤维细胞/肌成纤维细胞
- 双极核/星状核，末端尖锐
- 如韧带样纤维瘤病（局部侵袭性）、黏液纤维肉瘤（恶性）

神经鞘源性
- 波浪状细胞核
- 如神经鞘瘤和神经纤维瘤

血管源性
- 如血管瘤（良性）、血管肉瘤（恶性）

胃肠道间质瘤

潜在的鉴别诊断肿瘤类型

用于描述组织结构模式的术语（表 5.1，图 5.1）

表 5.1　描述组织结构模式的关键特征及其相应的原型肿瘤

结构模式	简要描述	原型肿瘤
筛状	规则的筛状间隙	唾液腺腺样囊性癌 乳腺筛状型导管内癌（DCSI）
腺泡状	具有类似肺泡状空腔的细胞巢	腺泡状软组织肉瘤
基底细胞样	蓝色，紧密排列的细胞，类似于基底细胞癌	基底细胞样鳞状细胞癌 基底细胞癌
条束状	流水样梭形细胞束垂直交叉排列	平滑肌瘤
"鲱鱼骨样"，"人"字形	梭形细胞束呈锐角交错排列	纤维肉瘤
"鞋钉样"细胞	类似于大头钉的细胞突入血管腔	血管肉瘤
微囊型	小囊腔	胰腺浆液性囊腺瘤 涎腺腺泡细胞癌
乳头状	含有纤维血管轴心的指状突起	甲状腺乳头状癌
微乳头	乳头状小灶上皮突起，无纤维血管轴心	卵巢浆液性癌
菊形团	细胞围绕中心点呈放射状排列	神经母细胞瘤、神经内分泌肿瘤或室管膜瘤 其他：菊形团样结构可见于卵巢颗粒细胞瘤（Call-Exner小体）
鹿角状	鹿角状/鹿角形的薄壁分支状血管	孤立性纤维性肿瘤
席纹状	由纺锤形细胞从中心点向外辐射排列（"车辐样"结构）	隆突性皮肤纤维肉瘤（dermatofibrosarcoma protuberans，DFSP）

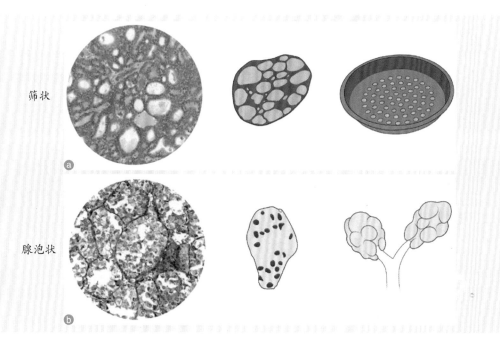

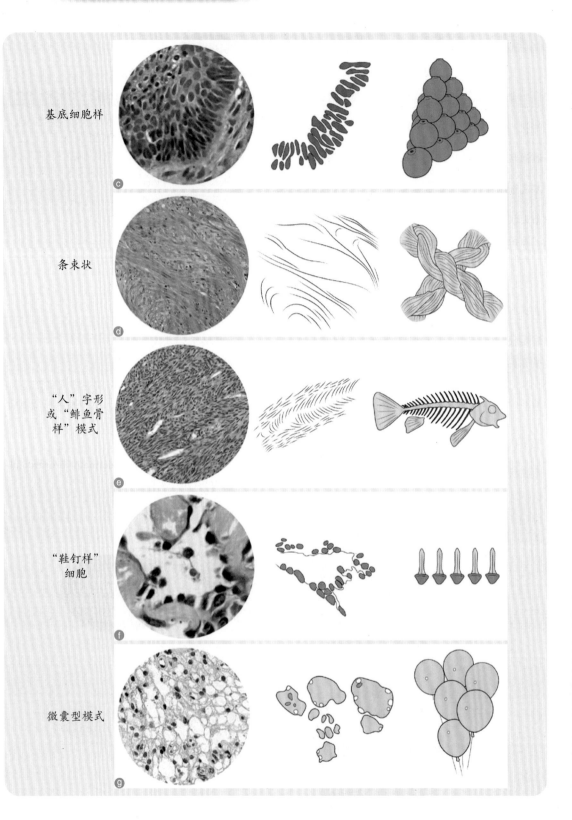

基底细胞样

条束状

"人"字形
或"鲱鱼骨
样"模式

"鞋钉样"
细胞

微囊型模式

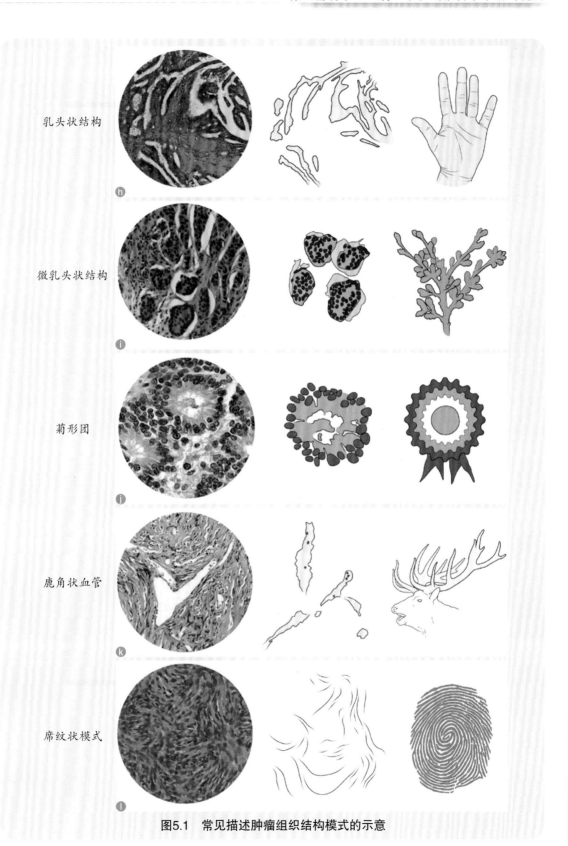

乳头状结构

微乳头状结构

菊形团

鹿角状血管

席纹状模式

图5.1 常见描述肿瘤组织结构模式的示意

用于描述病理变化进程的术语

异型增生与化生

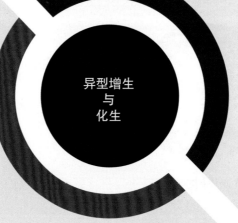

异型增生

📖 **定义**

"细胞的无序生长"

形态显示细胞结构异常

通常指"癌前"细胞的增生

尽管异型增生可能是恶变的前驱病变，但它并不总是进展为癌——可被逆转！

化生

📖 **定义**

一种已分化的细胞类型被另一种细胞类型替换

可逆性变化（适应性反应，如慢性刺激）

📝 **示例**

从鳞状上皮到柱状上皮（巴雷特食管）

胃酸反流的影响

肿瘤可能发生于这些区域，且呈现为典型的腺癌

📄 **示例**

通常起源于长期化生病灶（如巴雷特食管）

 机制

已知存在于正常组织中的干细胞重新编程

可能会增加恶变的风险

异型增生与化生

肉芽肿和肉芽组织

肉芽肿

📃 **一般情况** → 肉芽肿性炎症：一种慢性炎症

📖 **定义** → 活化的巨噬细胞聚集±T淋巴细胞

❓ **为什么会形成肉芽肿？** → 试图包裹异常成分（这很难被清除）

*一些活化巨噬细胞的融合 → 多核巨细胞

🔬 **类型**

异物肉芽肿
围绕（惰性）材料，如缝合线而形成的
免疫性肉芽肿
激发因素：持续存在的微生物或自身抗原

📋 **示例**

传染性疾病
·结核：坏死性（干酪样）肉芽肿Ziehl-Neelsen染色：抗酸杆菌
·麻风病
·猫抓病

非传染性疾病
·结节病
·克罗恩病
·异物肉芽肿

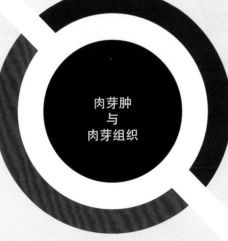

肉芽组织

📖 **定义**

疏松的间质中增生的成纤维细胞+毛细血管（血管生成）±炎症细胞

📍 **术语的由来**

肉眼呈粉色、质软、颗粒状（见于皮肤伤口结痂下面）

❓ **为什么会形成肉芽？**

组织修复过程→侵入性创伤越大的创面/缺损，所需的用来填补空缺的肉芽组织越多→为上皮的再生提供了基层支撑的支架

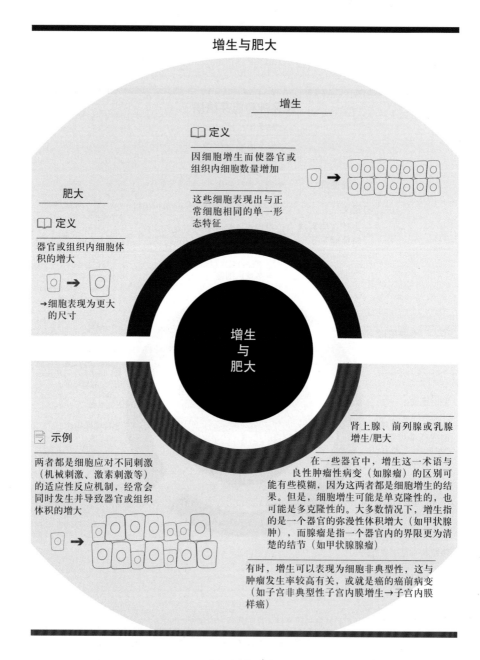

增生与肥大

增生

📖 **定义**

因细胞增生而使器官或组织内细胞数量增加

这些细胞表现出与正常细胞相同的单一形态特征

肥大

📖 **定义**

器官或组织内细胞体积的增大

→细胞表现为更大的尺寸

增生
与
肥大

📄 **示例**

两者都是细胞应对不同刺激（机械刺激、激素刺激等）的适应性反应机制，经常会同时发生并导致器官或组织体积的增大

肾上腺、前列腺或乳腺增生/肥大

在一些器官中，增生这一术语与良性肿瘤性病变（如腺瘤）的区别可能有些模糊，因为这两者都是细胞增生的结果。但是，细胞增生可能是单克隆性的，也可能是多克隆性的。大多数情况下，增生指的是一个器官的弥漫性体积增大（如甲状腺肿），而腺瘤是指一个器官内的界限更为清楚的结节（如甲状腺腺瘤）

有时，增生可以表现为细胞非典型性，这与肿瘤发生率较高有关，或就是癌的癌前病变（如子宫非典型性子宫内膜增生→子宫内膜样癌）

● 扩展阅读 ●

Abbas AK, Aster JC, Kumar V. Robbins and Cotran pathologic basis of disease. Philadelphia: Elsevier/Saunders; 2015.

Molavi DW. The practice of surgical pathology: a beginners guide to the diagnostic process. Cham: Springer International Publishing; 2018.

Rekhtman N, Bishop JA. Quick reference handbook for surgical pathologists. Berlin: Springer; 2011.

Rubin E, Reisner HM. Essentials of Rubin's pathology. Philadelphia: Lippincott Williams & Wilkins; 2013.

第三部分
标本之旅

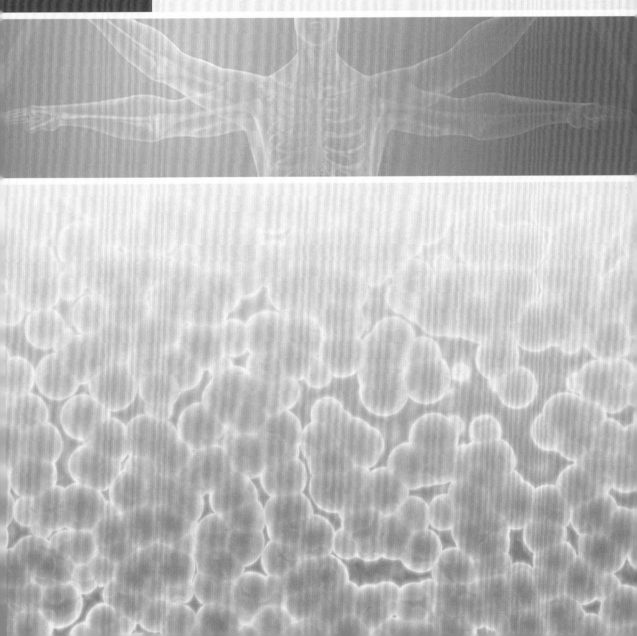

6 标本之旅：
从手术台到显微镜

Ahmad Altaleb

● 目的 ●

　　通过图解说明标本从手术室到病理医师显微镜下所经过的路径，以了解病理科为了制备切片而需要完成的基本操作步骤的"全景"过程（图6.1）。

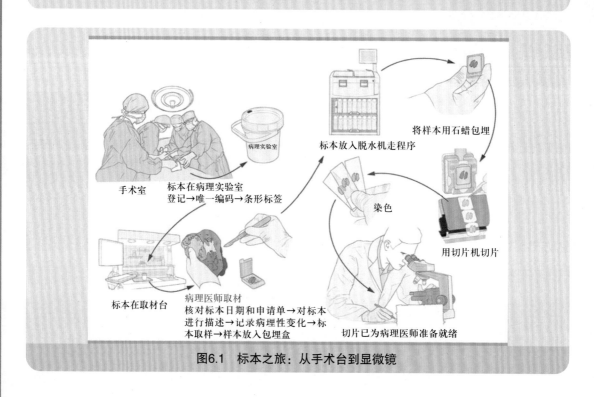

图6.1　标本之旅：从手术台到显微镜

Ahmad Altaleb

● 目的 ●

　　了解大体取材台面的设置（图7.1），以及病理医师在取材台面上怎样进行标本的取材（图7.2）。

大体标本取材台

在完成标本登记并获得唯一的ID编码后，标本将被送至大体取材台面（用于大体检查和取样）。病理医师核对申请表上的信息与标本容器上的信息准确无误。

病理医师：

①通过辨识标本的解剖结构或外科医师标记的外科缝线来确定标本的方向。
②标本测量（有些标本还应称重）。
③切缘涂色（大多数大标本）。
④通过连续切片（实体器官）或剖开（肠道）解剖标本，以便进行病理学检查。
⑤肉眼描述病理形态（大小、颜色、质地、形状、距切缘的距离），以及切缘状态和其他相关发现。
⑥取样（从病变、切缘和相关的非病变区）用于显微镜下检查。

> 一般注意事项：
> · 所有标本都必须加注足量福尔马林固定（通常需24小时或过夜）。
> · 活检样本最短固定时长：6～8小时。

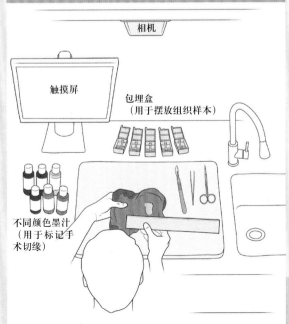

相机

触摸屏

包埋盒
（用于摆放组织样本）

不同颜色墨汁
（用于标记手术切缘）

插图显示了病理医师对标本的大体/肉眼检查。

图7.1　大体取材台面的总体设置

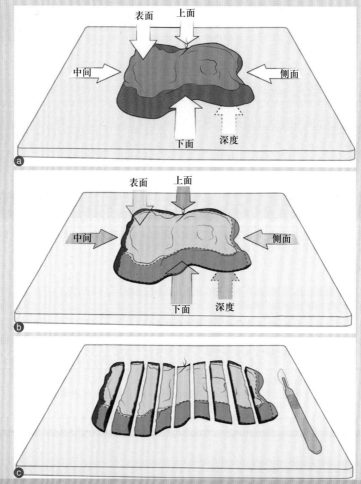

通过不同颜色墨汁染色，标记乳腺癌肿块切除标本［例如，乳腺癌的局部广泛切除（wide local excision，WLE）］的手术切缘。标本方位（图a）：通常在标本的不同部位缝上手术缝线作为标记，以指导病理医师正确地定位标本；在申请表上绘制图表或许也会有所帮助。墨汁涂染的标本（图b）：建议用不同颜色墨汁分别涂染一侧切缘，以评估切缘是否充分切除。连续切片（图c）：标本/病变取样前的一个步骤。

图7.2　辨识标本方位的基本步骤

● 目的 ●

了解组织处理和制片步骤。

组织处理

固定

· 福尔马林能尽可能将组织成分固定于接近在体的原始位置
· 理想的固定，应是在切除组织后尽快固定，固定可迅速杀死组织细胞，以防止组织自溶

脱水

· 固定后组织脆性增加而无法切片，必须先将其包埋于支撑介质中（如石蜡）
· 组织必须先要经过一系列的梯度浓度酒精脱水

封片

载玻片上染色后的组织应用薄层塑料或盖玻片封片，以保护组织并为显微镜下观察提供更好的光学质量

组织处理

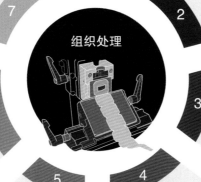

透明

酒精并不能溶于石蜡，因此要用非极性溶剂（如二甲苯）作为螯合剂；这也更能增加组织的透明度

染色

· 用于区分细胞核和细胞质内成分及组织内细胞间的结构
· 外科病理中标准的染色方法为苏木精－伊红（HE）染色，苏木精呈蓝色，而伊红呈粉红色

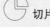

切片

使用切片机切片，切片厚度通常为4～6 μm

包埋

· 通常使用石蜡作为包埋剂
· 包埋过程很重要，因为必须保证组织在石蜡块中的位置摆放正确

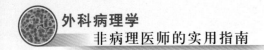

• 扩展阅读 •

Gattuso P. Differential diagnosis in surgical pathology. Philadelphia: Saunders/Elsevier; 2015.
Lester SC. Manual of surgical pathology: expert consult. 3rd ed. Philadelphia: Elsevier/
　　Saunders; 2010.

大体病理学检查入门和
大体标本图像精选

9

Ahmad Altaleb

● 目的 ●

了解病理医师分析手术标本和辨识肉眼变化的基本方法。

研究精选的外科病理标本的肉眼/外观特征。

接收来自手术室的标本通常是病理医师与患者之间的第一次（也可能是最后一次）邂逅。标本有可能是已经固定（如浸泡在福尔马林溶液里）或是未固定（新鲜的）。无论是哪种情况，病理医师都必须非常仔细地进行检查。这是因为详细的大体（肉眼）描述和取材是做出准确的最后诊断的先决条件。

在许多情况下，使用标本照片或绘图有助于确定病变进程和评估其范围（例如，因导管原位癌而行的乳腺肿块切除术标本）。

对标本进行准确定位后，应按照解剖方位将标本放置于取材垫板上，并记录诸如标本类型结构、大小等关键内容，在切开之前还要识别标本呈现出的任何病理变化。然后，病理医师再切开标本，以确定病灶或呈现的病变过程，并加以描述（详见第7章）。

病理医师主要依靠检查技巧和触诊来识别和阐释手术标本中呈现的病变过程。

通常，标本中都会呈现出一些可用于识别大体病理变化的线索，这些线索可能是器官或组织的形状、色泽、一致性甚至是大小的变化（图9.1～图9.3）。在手术标本的大体（肉眼）检查时，正是这些特征的组合有助于形成对标本的大体印象。大体图像示例见图9.4～图9.23。

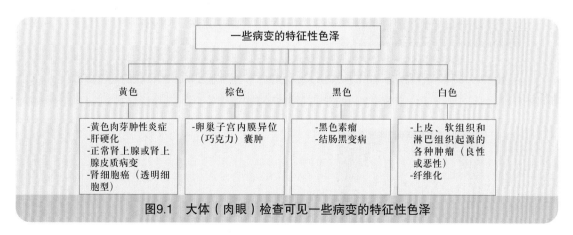

图9.1　大体（肉眼）检查可见一些病变的特征性色泽

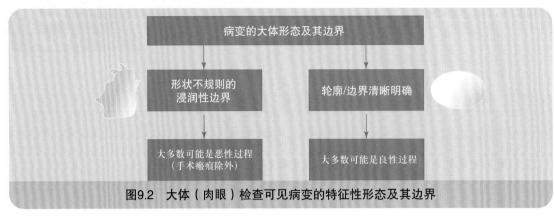

图9.2 大体（肉眼）检查可见病变的特征性形态及其边界

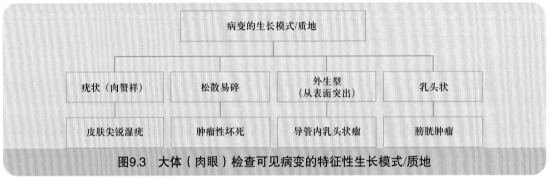

图9.3 大体（肉眼）检查可见病变的特征性生长模式/质地

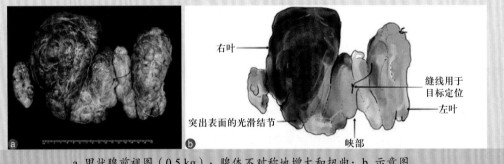

a.甲状腺前视图（0.5 kg）：腺体不对称地增大和扭曲；b.示意图。

图9.4 50岁女性患者，结节性增生（多发性结节性甲状腺肿）的甲状腺切除标本

（插图由第一作者 Ahmad Altaleb 博士提供）

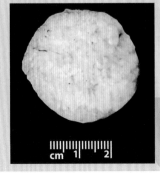

切面示白色肿块，边界清楚伴有高出切面的分叶状突起，偶见狭缝状裂隙。诊断：纤维腺瘤。

图9.5 23岁女性患者，无痛、质硬、活动
且生长缓慢的乳房肿块切除标本

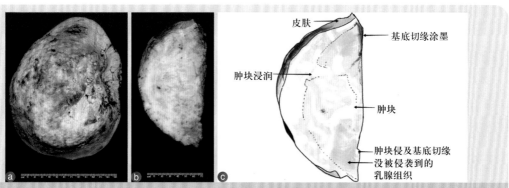

a.乳房皮肤广泛受累，并伴有局部溃疡和坏死，乳头乳晕无法辨认；b.标本切面显示，肿瘤几乎累及整个乳房，并向皮肤蔓延，注意深部手术切缘（基底切缘）呈阳性；c.示意图。诊断：浸润性导管癌，3级，pT$_{4b}$。

图9.6　61岁女性患者，败血症伴有局部进展期乳腺癌，行"急救性"乳房切除标本

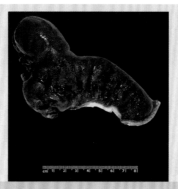

注意肠系膜对侧大小3.3 cm的突起。

图9.7　14岁男性患者，Meckel's憩室标本

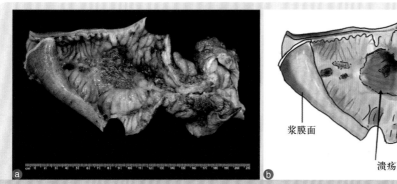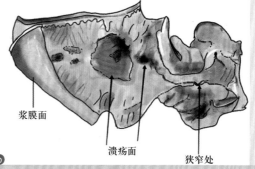

a.右半结肠部分切除标本，已切开，显示回肠溃疡、管腔狭窄；b.示意图。

图9.8　22岁男性患者，克罗恩病标本，临床表现为肠梗阻

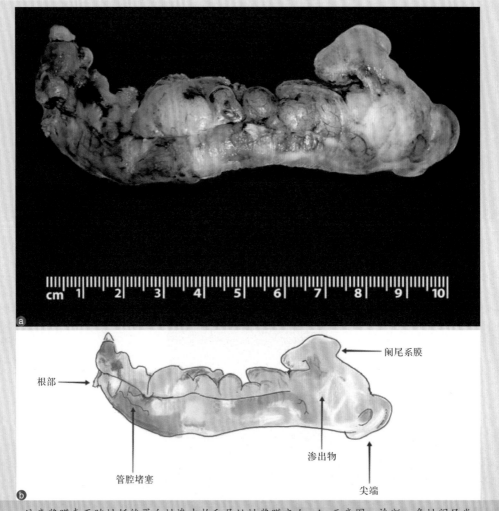

a. 注意浆膜表面脓性纤维蛋白性渗出物和局灶性浆膜充血；b. 示意图。诊断：急性阑尾炎。

图9.9　19岁男性患者，急腹症，阑尾切除标本

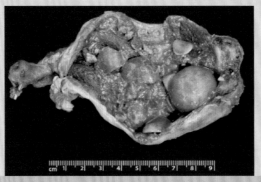

患者反复发作性胆绞痛，胆囊切除标本纵向剖开，显示黏膜粗糙伴多发黄色胆结石。诊断：慢性胆囊炎合并胆石症。

图9.10　42岁女性患者，胆囊切除标本

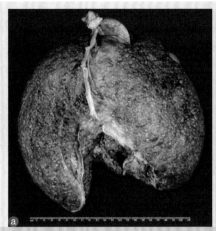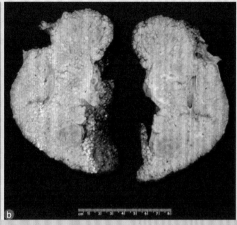

肝脏肿大：最大径22 cm，重1.1 kg，呈明显的微结节型肝硬化生长模式。a.外表面；b.切面。

图9.11 42岁男性患者，肝硬化行肝移植手术切除的肝脏标本

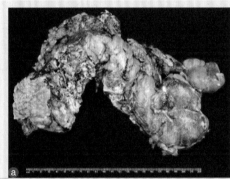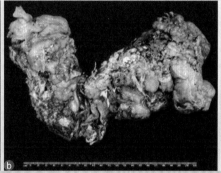

浆膜表面可见广泛的淡黄色脓性纤维蛋白性渗出物。黏膜不明显（未显示），可见一段回肠末端（右上角标本）。a.前视图；b.后视图。

图9.12 67岁男性患者，因疑诊肠穿孔（病因学）而行右半结肠切除标本

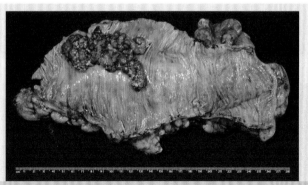

此类较大的息肉状肿块（约8 cm）显示为管状－绒毛状腺瘤伴高级别异型增生。对腺瘤进行充分取样后，未见浸润。

图9.13 63岁女性患者，左半结肠切除标本

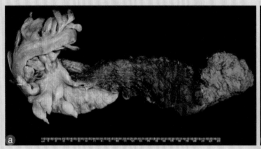
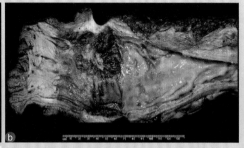

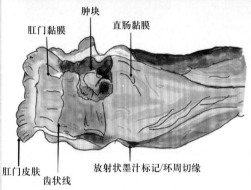

肛门黏膜　肿块　直肠黏膜

肛门皮肤　齿状线　放射状墨汁标记/环周切缘

a. 肉眼呈溃疡型直肠肿块（直径 3 cm），显微镜下可见残留的高分化腺癌侵及黏膜下层，ypT$_1$N$_0$，淋巴转移呈阴性，剖开前用墨汁染色样本（图 a 为后侧视图；红色：直肠系膜后方；绿色：直肠系膜前方），墨汁染色对于评估切缘 / 切除是否充分很重要，该病例直肠的无腹膜覆盖区代表环周放射状边缘；b. 剖开标本显示黏膜 / 腔面和肿瘤；c. 示意图。

图9.14　77岁女性患者，活检证实为低位直肠癌，新辅助治疗后行腹会阴直肠切除标本

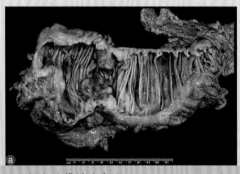
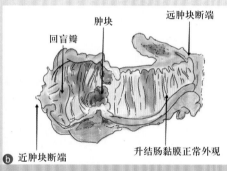

回盲瓣　肿块　远肿块断端

近肿块断端　升结肠黏膜正常外观

肉眼呈较大的草样肿瘤（5 cm×3 cm×2 cm），淋巴转移呈阴性。诊断：腺癌 pT$_{4a}$N$_0$。a. 剖开标本显示黏膜 / 腔面和肿瘤；b. 示意图。

图9.15　69岁男性患者，盲肠肿块，行右半结肠切除标本

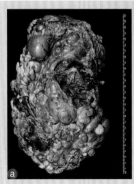
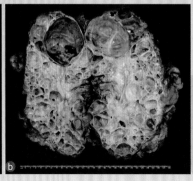

肾脏明显增大（重2.4 kg，直径27 cm），肾脏表面隆起，切面可见大量囊腔取代了肾实质。a. 外表面；b. 肾脏切面。

图9.16　42岁男性患者，多囊肾继发终末期肾病，肾脏切除标本

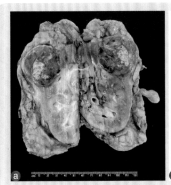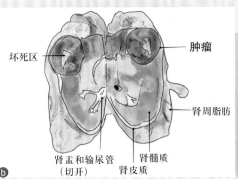

坏死区

肿瘤

肾周脂肪

肾盂和输尿管
（切开）

肾髓质

肾皮质

肾上极 4 cm 棕红色肉质状肿块。诊断：2 型乳头状肾细胞癌 pT_{1a}。a.肾切除标本双瓣状剖开显示肿瘤位于上极；b.示意图。

图9.17　75岁男性患者，肾肿瘤，肾切除标本

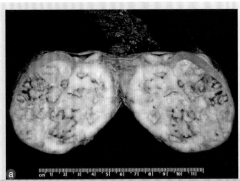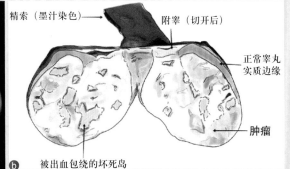

精索（墨汁染色）

附睾（切开后）

正常睾丸实质边缘

肿瘤

被出血包绕的坏死岛

切面可见斑驳状分布的黄色区域边缘有薄层出血带。注意周围未受累的薄层睾丸实质。诊断：混合性生殖细胞肿瘤，以精原细胞瘤为主伴有少量胚胎癌成分，pT_1。a.睾丸切面；b.示意图。

图9.18　29岁男性患者，睾丸肿瘤，睾丸切除标本

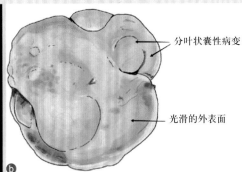

分叶状囊性病变

光滑的外表面

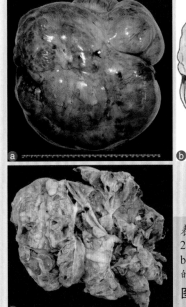

表现为巨大的单侧卵巢囊性病变（最大直径 29 cm）。诊断：卵巢黏液性癌 pT_1。a.外表面；b.示意图；c.内表面呈多房囊性，内含黏稠的黏液样物和实性区。

图9.19　35岁女性患者，盆腔肿块，卵巢切除标本

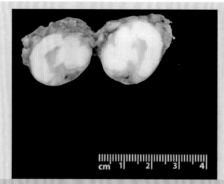

淋巴结切面呈淡黄色，不规则/匐行状坏死，累及淋巴结的大部分区域，镜下证实为坏死性（干酪性）肉芽肿性淋巴结炎，符合结核性淋巴结炎特征。

图9.20　46岁女性患者，因颈部淋巴结肿大（2.5 cm×2.3 cm×1.4 cm）切除的淋巴结标本

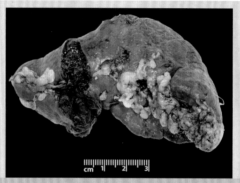

脾脏长4 cm的撕裂伤伴有包膜下血肿。

图9.21　44岁男性患者，因交通事故行脾切除的标本

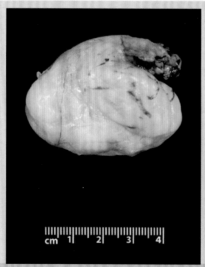

切除的标本显示为脂肪瘤。注意肿块表面光滑，被覆完整的被膜。切面呈均一的黄色（未显示）。

图9.22　41岁男性患者，因伴有背部无痛性软组织肿胀切除的脂肪瘤标本

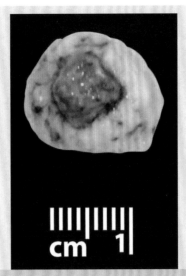

活检显示质地坚硬的外生性病变（直径 0.4 cm）。镜下证实为高分化鳞状细胞癌。

图9.23 80岁男性患者，头皮结节标本

• 扩展阅读 •

Lester SC. Manual of surgical pathology: expert consult. 3rd ed. Philadelphia: Elsevier/Saunders; 2010.

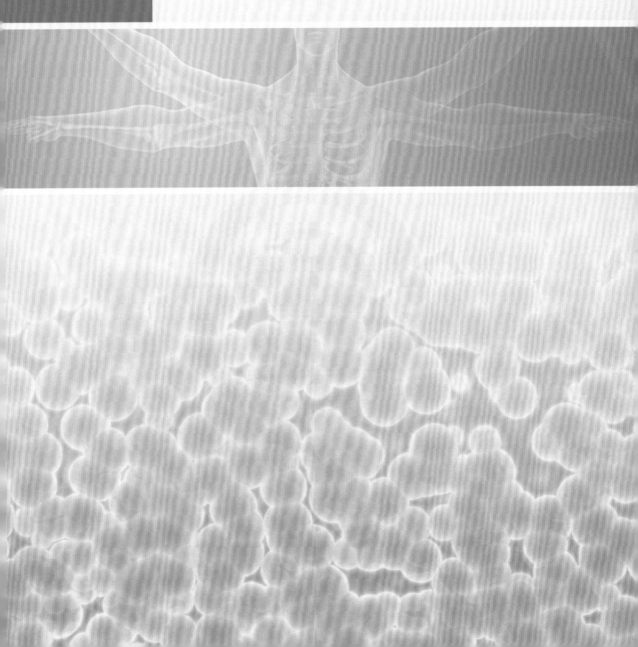

第四部分
标本的处理"要点"

10

福尔马林

João Palma

● 目的 ●

了解福尔马林的特性，以及为什么福尔马林通常被认为是"万能"的组织固定剂。

福尔马林，万能的固定剂！
第一部分

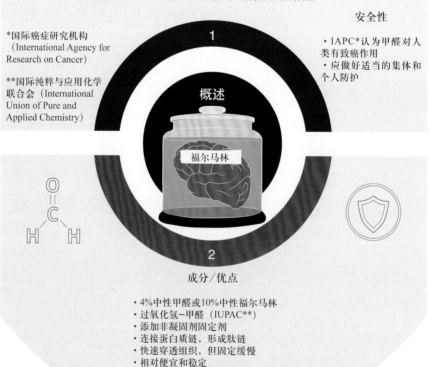

为什么我们要固定组织？

在组织病理学中，大多数组织在进行显微镜分析之前都需要经过固定处理

组织固定机制旨在稳定组织中的蛋白，以防进一步变化，并使细胞结构和生物分子含量接近其在体的状态。经固定剂处理可使组织内蛋白变性，防止进一步的腐烂和组织自溶

安全性
·IAPC*认为甲醛对人类有致癌作用
·应做好适当的集体和个人防护

*国际癌症研究机构（International Agency for Research on Cancer）

**国际纯粹与应用化学联合会（International Union of Pure and Applied Chemistry）

概述

福尔马林

1

2

成分/优点

·4%中性甲醛或10%中性福尔马林
·过氧化氢-甲醛（IUPAC**）
·添加非凝固剂固定剂
·连接蛋白质链，形成肽链
·快速穿透组织，但固定缓慢
·相对便宜和稳定
·允许比其他固定剂更特殊的染色技术

福尔马林，万能的固定剂！
第二部分

影响固定的因素

固定不好会影响未来所有的工作，因为重建固定不佳的组织是不可能的。影响固定质量的因素有如下几个

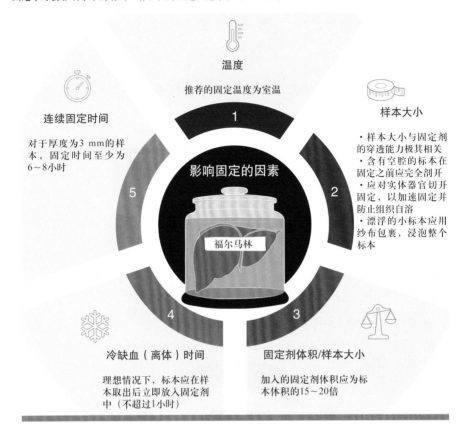

温度

推荐的固定温度为室温

连续固定时间

对于厚度为3 mm的样本，固定时间至少为6～8小时

样本大小

· 样本大小与固定剂的穿透能力极其相关
· 含有空腔的标本在固定之前应完全剖开
· 应对实体器官切开固定，以加速固定并防止组织自溶
· 漂浮的小标本应用纱布包裹，浸泡整个标本

影响固定的因素

福尔马林

冷缺血（离体）时间

理想情况下，标本应在样本取出后立即放入固定剂中（不超过1小时）

固定剂体积/样本大小

加入的固定剂体积应为标本体积的15～20倍

● **扩展阅读** ●

Carson FL, Cappellano CH. Histotechnology: a self-instructional text. 4th ed. Chicago: ASCP Press; 2015.

Eltoum I, Fredenburgh J, Myers RB, Grizzle WE. Introduction to the theory and practice of fixation of tissues. J Histotechnol. 2001;24(3):173–90.

Favre HA, Powell WH. Nomenclature of organic chemistry: IUPAC recommendations and preferred names 2013. Cambridge: Royal Society of Chemistry; 2014.

Grizzle WE. The use of fixatives in diagnostic pathology. J Histotechnol. 2001;24(3):151–2.

International Agency for Research on Cancer. Formaldehyde, 2-Butoxyethanol and 1-tert-Butoxypropan-2-ol/IARC Working Group on the Evaluation of Carcinogenic Risks to Humans. Vol. 88. 2004.

Suvarna SK, Layton C, Bancroft JD. Bancroft's theory and practice of histological techniques. Oxford: Elsevier; 2018.

Torlakovic EE, Riddell R, Banerjee D, El-Zimaity H, Pilavdzic D, Dawe P, et al. Canadian Association of Pathologists–Association canadienne des pathologistes National Standards Committee/Immunohistochemistry. Am J Clin Pathol. 2010;133(3):354–65.

Wolff A, Hammond M, Hicks D, Dowsett M, McShane L, Allison K, et al. Recommendations for human epidermal growth factor receptor 2 testing in breast cancer: American Society of Clinical Oncology/College of American Pathologists clinical practice guideline update. J Clin Oncol. 2013;31(31):3997–4013.

11

石蜡组织块

João Palma

● 目的 ●

了解:

· 石蜡的组成和功能(图11.1)。
· 石蜡在组织包埋和保存中的作用(图11.2和图11.3)。
· 石蜡组织块的正确储存方式(图11.4)。

石蜡组织块
组织保存之所!
第一部分

概述

经脱水和透明后,应用适当支持介质浸渍组织,常称之为包埋。同时,石蜡块的硬度可保证在使用切片机切出菲薄切片的过程中保持细胞结构的稳定

特性

· 大多数用于组织包埋的石蜡熔点在52~58 ℃
· 温度应维持在熔点以上约2 ℃
· 高于60 ℃可降解石蜡中的添加剂并使组织变硬

优点

石蜡是最常用的包埋介质,理由如下:
· 可以在相对较短的时间内处理大量组织块
· 无须费力即可获得连续的石蜡切片
· 可轻松完成包括常规和最特殊的染色技术等

1

常规信息

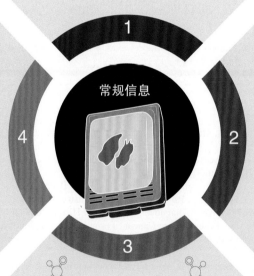

2

4

3

成分

· 石蜡是一种相当惰性的碳氢化合物混合物,由石油裂解产生
· 用于组织包埋的商用石蜡含有各种添加剂,如蜂蜡、橡胶、塑料或二甲基亚砜
· 添加剂可增强石蜡的强度,为坚硬组织提供足够支撑力

石蜡组织块
组织保存之所!
第二部分

包埋

- 组织包裹于渗透性介质中,并让其固化便于进一步处理
- 标本定位是包埋的关键步骤
- 石蜡包埋之后,应将石蜡包埋的组织块迅速冷却
- 所有组织块应使用唯一的患者标本编号[通常由病理实验室信息管理系统(LIS)生成],并能与第二个患者标本编号相区别

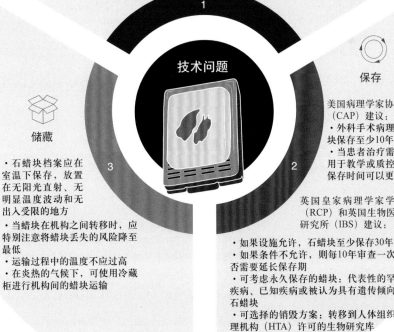

技术问题

1

保存

美国病理学家协会(CAP)建议:

- 外科手术病理石蜡块保存至少10年
- 当患者治疗需要、用于教学或质控时,保存时间可以更长

英国皇家病理学家学会(RCP)和英国生物医学研究所(IBS)建议:

- 如果设施允许,石蜡块至少保存30年
- 如果条件不允许,则每10年审查一次是否需要延长保存期
- 可考虑永久保存的蜡块:代表性的罕见疾病、已知疾病或被认为具有遗传倾向的石蜡块
- 可选择的销毁方案:转移到人体组织管理机构(HTA)许可的生物研究库

2

储藏

3

- 石蜡块档案应在室温下保存,放置在无阳光直射、无明显温度波动和无出入受限的地方
- 当蜡块在机构之间转移时,应特别注意将蜡块丢失的风险降至最低
- 运输过程中的温度不应过高
- 在炎热的气候下,可使用冷藏柜进行机构间的蜡块运输

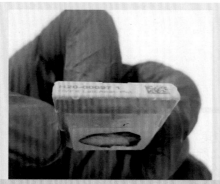

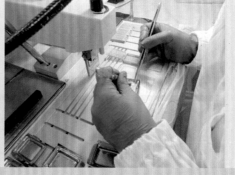

可见包埋入石蜡中的组织块。请注意包
埋盒上打印的信息，包括病例编号、病
理实验室名称和条形码。

图11.1　石蜡组织块

图11.2　组织包埋过程

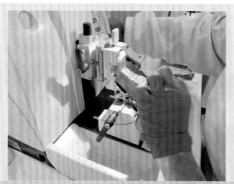

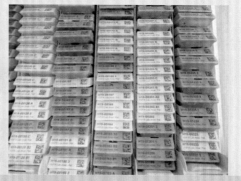

使用切片机可获得薄至3～4μm的组织
切片。

图11.3　切片过程

存档/保存后的石蜡组织块可被查询，可被重
新切片和染色（前提是块内还有残存组织）。
石蜡块的保留期可能会因机构的政策而异。

图11.4　石蜡组织块的存档/保存

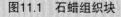

扩展阅读

Carson FL, Cappellano CH. Histotechnology: a self-instructional text. 4th ed. Chicago: ASCP Press; 2015.

College of American Pathologists (CAP). Retention of ... [Internet]. cap.org. [Cited 2020]. 2020. https://www.ncleg.gov/documentsites/committees/PMC-LRC2011/December 5, 2012/College of American Pathologist Retention Policy.pdf.

Suvarna SK, Layton C, Bancroft JD. Bancroft's theory and practice of histological techniques. Oxford: Elsevier; 2018.

The retention and storage of pathological records and ... [Internet]. rcpath.org. [Cited 2020]. 2020. https://www.rcpath.org/resourceLibrary/the-retention-and-storage-of-pathological-records-and-specimens%2D%2D5th-edition-.html.

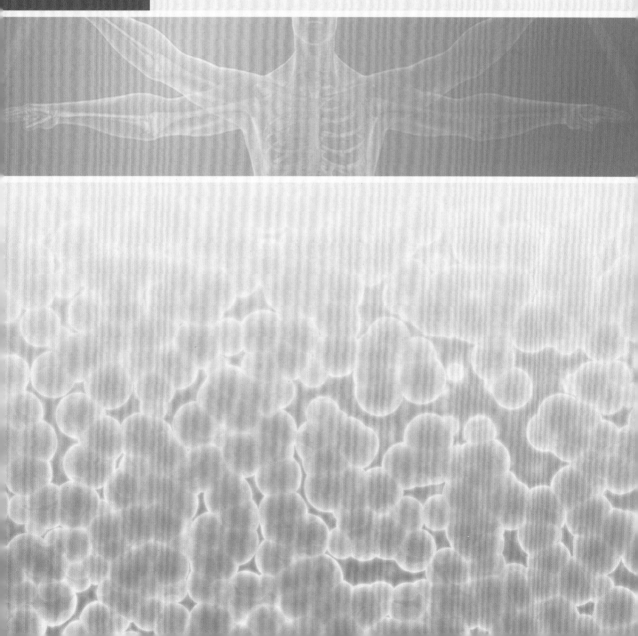

第五部分
术中会诊

12

病理医师与术中会诊：外科医师的视角

Ali Lairy and Khaled Alyaqout

● 目的 ●

从外科医师的角度，通过与外科医师恰当的临床合作，了解病理医师在手术中协助外科医师的作用。

病理学研究最早可追溯至古希腊时期。此后，在伊斯兰时代的极盛时期，通过研究工作的推进，病理学获得了令人瞩目的发展（Huff，2017；Von Staden，1992；Marketos et al.，1999）。但是，我们所定义的"现代病理学"可以说是始于19世纪下半叶（Gal，2001）。"冰冻切片"出现于19世纪末，并被认为是在20世纪20年代发挥重要作用的一项技术（Taxy，2009；BlodGood，1927）。然而，由于目前影像和现代活检技术的进步，病理医师在手术中的作用已相对弱化。尽管如此，事实证明，病理医师在术中会诊中仍是不可或缺的一员。

病理医师在术中的作用是提供一些有可能足以改变正在进行的外科手术进程的信息（Connolly et al.，2003）。病理医师可根据观察到的相关参数，通过多种方式为外科医师提供指导。

病理医师可以明辨肿瘤的良、恶性，这足以改变正在进行的根治手术的进程和切除范围。例如，卵巢的囊性病变被判断为恶性时，则需要在术中扩大手术切除范围（Jaafar，2006；Brender et al.，2005）。

此外，病理医师还可以协助明确诊断以避免不必要的再次手术。这常见于因高钙血症而行甲状旁腺腺瘤切除的病例。如果术中不能明确诊断，在未经确诊的情况下误切组织则意味着患者将需要再次手术（Jaafar，2006）。这是当下患者所不能接受的。

指导外科医师的另一种方式是评估肿瘤的边缘状态，以确定切除范围的充分性。例如，在头颈部鳞状细胞癌中，兼顾美容是制定治疗方案的一个重要因素。外科医师希望尽可能采取保守方案，以获得最佳的美容效果，同时又能完全切除肿瘤（Taxy，2009；Jaafar，2006）。

在更为棘手的情况下，外科医师决定对可疑的病变进行切除性活检。这种病变是确诊的基础，但病变部位可能存在较高的损伤重要结构（即肠系膜根部）的风险。术中病理医师的存在将有助于防止不必要的取材或在取材不充分的情况下需要重新取材的进一步风险（Jaafar，2006）。

病理医师所发挥的关键作用在于用有限的专业术语清楚地传达所需要的信息，以便外科医师决定是否改变手术进程（Connolly et al.，2003；Somerset et al.，2011）。为应对上述情况的发生，必须创造一些满足病理医师和外科医师的条件。

首先，最好选择择期手术进行术中会诊，术前，外科医师要与病理医师就该病例进行讨论，以便为病理医师预留出足够的时间做好准备（Jaafar，2006）。

其次，术中会诊必须要有有效的适应证。病理医师在接收或拒绝术中冰冻申请中拥有最终决定权。例如，太小的病变可能需要完全冷冻，这会导致组织变形，并因此影响石蜡切片诊断的准确性（Taxy，2009；Connolly et al.，2003；Jaafar，2006；Kufe et al.，2003）。

最后，病理医师必须清楚外科医师的问题是什么，标本来自身体的哪个部位，以及怎样与外科医师进行沟通。此外，病理医师还应该意识到术中会诊的局限性，并在需要时不要羞怯回避，要向其他病理亚专科寻求帮助。病理医师还应该了解患者的病史和所有检查的结果，包括此前的病理切片（Taxy，2009）。

● 参考文献 ●

Bloodgood JC. When cancer becomes a microscopic disease, there must be tissue diagnosis in the operating room. J Am Med Assoc. 1927;88(13):1022–3.

Brender E, Burke A, Glass RM. Frozen section biopsy. JAMA. 2005;294(24):3200.

Connolly JL, Schnitt SJ, Wang HH, Longtine JA, Dvorak A, Dvorak HF. Role of the surgical pathologist in the diagnosis and management of the cancer patient. In: Holland-Frei cancer medicine. 6th ed. Hamilton: BC Decker; 2003.

Gal AA. In search of the origins of modern surgical pathology. Adv Anat Pathol. 2001;8(1):1–3.

Huff TE. The rise of early modern science: Islam, China, and the West. Cambridge: Cambridge University Press; 2017.

Jaafar H. Intra-operative frozen section consultation: concepts, applications and limitations. Malays J Med Sci. 2006;13(1):4.

Kufe DW, Pollock RE, Weichselbaum RR, Bast RC, Gansler TS, Holland JF, Frei E, Connolly JL, Schnitt SJ, Wang HH. Role of the surgical pathologist in the diagnosis and management of the cancer patient. Cancer medicine 6th ed. Hamilton, Ont: BC Decker. 2003.

Marketos SG, Skiadas P. Hippocrates: the father of spine surgery. Spine. 1999;24(13):1381.

Somerset HL, Kleinschmidt-DeMasters BK. Approach to the intraoperative consultation for neurosurgical specimens. Adv Anat Pathol. 2011;18(6):446–9.

Taxy JB. Frozen section and the surgical pathologist: a point of view. Arch Pathol Lab Med. 2009;133(7):1135–8.

Von Staden H. The discovery of the body: human dissection and its cultural contexts in ancient Greece. Yale J Biol Med. 1992;65(3):223.

13

术中诊断相关技术

Ahmad Altaleb

● 目的 ●

了解病理医师用来完成术中诊断所使用的各种技术。

术中病理医师会诊的主要目的是指导目前正在进行的手术治疗，为外科医师提供可能被用来变更甚至终止手术操作的重要信息。

术中诊断分为显微镜下评估（如冰冻切片）和非显微镜法（大体评估）（图13.1）。

通常情况下，单例非复杂冰冻切片从病理科接收标本开始算，整个时长不应超过20分钟。

术中诊断的时长取决于：

1.检查的类型。

2.送检制作冰冻切片的标本/切片数量。

3.标本的复杂性（多脏器/解剖结构复杂，需要进行多个切缘的墨汁染色）。

通常，单纯的肉眼检查耗时少于显微镜下观察时间，细胞制片耗时少于冰冻切片。在适当情况下，这些技术的合理联合使用，可以提高术中诊断率。

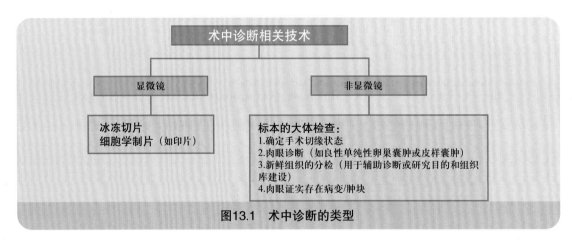

图13.1　术中诊断的类型

● 扩展阅读 ●

Mahe E, Ara S, Bishara M, Kurian A, Tauqir S, Ursani N, et al. Intraoperative pathology consultation: error, cause and impact. Can J Surg. 2013;56(3):E13–8.

Pfeifer JD, Humphrey PA, Ritter JH, Dehner LP. The Washington manual of surgical pathology. Philadelphia: Wolters Kluwer; 2020.

Weidner N. Modern surgical pathology. Philadelphia: Saunders/Elsevier; 2009.

冰冻切片

14

Ahmad Altaleb

● 目的 ●

了解手术过程中冰冻切片的作用、程序和适应证（图14.1）。

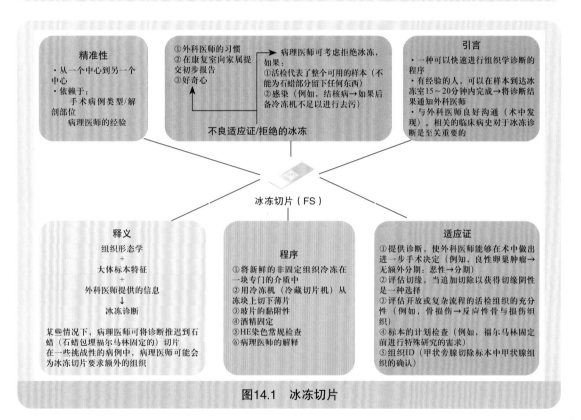

精准性
· 从一个中心到另一个中心
· 依赖于：
　　手术病例类型/解剖部位
　　病理医师的经验

①外科医师的习惯
②在康复室向家属提交初步报告
③好奇心

病理医师可考虑拒绝冰冻，如果：
①活检代表了整个可用的样本（不能为石蜡部分留下任何东西）
②感染（例如，结核病→如果后备冷冻机不足以进行去污）

不良适应证/拒绝的冰冻

引言
· 一种可以快速进行组织学诊断的程序
· 有经验的人，可以在样本到达冰冻室15～20分钟内完成→将诊断结果通知外科医师
· 与外科医师良好沟通（术中发现）。相关的临床病史对于冰冻诊断是至关重要的

冰冻切片（FS）

释义
组织形态学
＋
大体标本特征
＋
外科医师提供的信息
↓
冰冻诊断

某些情况下，病理医师可将诊断推迟到石蜡（石蜡包埋福尔马林固定的）切片
在一些挑战性的病例中，病理医师可能会为冰冻切片要求额外的组织

程序
①将新鲜的非固定组织冷冻在一块专门的介质中
②用冷冻机（冷藏切片机）从冻块上切下薄片
③玻片的黏附性
④酒精固定
⑤HE染色常规检查
⑥病理医师的解释

适应证
①提供诊断，使外科医师能够在术中做出进一步手术决定（例如，良性卵巢肿瘤→无额外分期：恶性→分期）
②评估切缘，当追加切除以获得切缘阴性是一种选择
③评估开放或复杂流程的活检组织的充分性（例如，骨损伤→反应性骨与损伤组织）
④标本的计划检查（例如，福尔马林固定前进行特殊研究的需求）
⑤组织ID（甲状旁腺切除标本中甲状腺组织的确认）

图14.1　冰冻切片

● 扩展阅读 ●

Pfeifer JD, Humphrey PA, Ritter JH, Dehner LP. The Washington manual of surgical pathology. Philadelphia: Wolters Kluwer; 2020.

Weidner N. Modern surgical pathology. Philadelphia: Saunders/Elsevier; 2009.

第六部分

活检

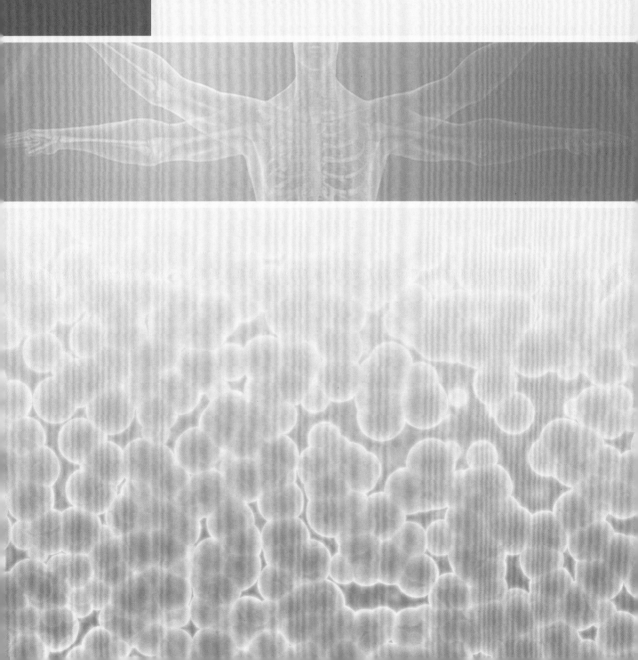

15

肿瘤活检：
最佳取材的作用、方式和原则

Ahmad Altaleb

● 目的 ●

了解活检的常用方法及其诊断价值。

了解肿瘤性病变活检取材的一般规则，这将有助于病理医师做出更为精准的活检诊断。

活检样本是外科病理学实践的主体。目前活检依据获取标本的方式的不同可分为多种类型（图15.1和图15.2）。为减少患者并发症发生率和缩短住院时间，目前，有一种趋势是尽量减少开放手术活检，而更多地依赖于影像引导的针吸活检。

在肿瘤医学时代，活检是在确定肿瘤过程时进行的，所获得组织样本不仅用于组织学诊断，还可通过对日益增多的恶性肿瘤（包括黑色素瘤、结直肠癌、乳腺癌和肺癌）进行生物标志物评估以指导治疗。

在肿瘤进展的多个时间点均进行活检，以监测病情进展，评估预后，并指导下一步治疗。

除了在肿瘤治疗中的作用外，活检在开发和验证生物标志物的肿瘤临床试验中也发挥着越来越大的作用。

现在，放射科医师正在使用影像引导来完成大部分活检。

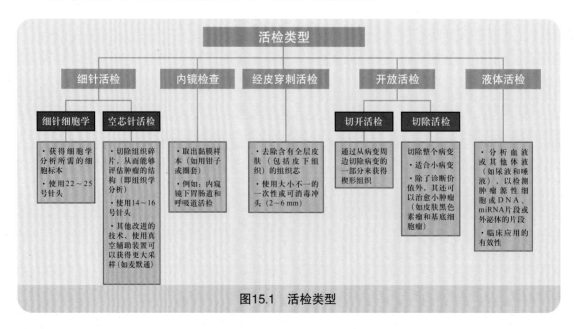

图15.1 活检类型

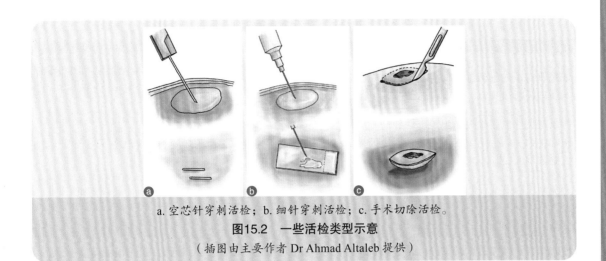

a. 空芯针穿刺活检；b. 细针穿刺活检；c. 手术切除活检。

图15.2 一些活检类型示意

（插图由主要作者 Dr Ahmad Altaleb 提供）

局限性

- 活检不能代表主要病变（浅层活检、坏死区、炎症等）。
- 人工假象（如烧灼和人工挤压假象）。
- 样本破碎。
- 为了最大限度地减少这些不足并提高诊断效率，需要遵循表15.1所示通用规则。

潜在的竞争性方案：液体活检

液体活检提供了一种非侵入性的肿瘤检测方法，通过分析血液或其他体液（如尿液和唾液）标本来检测肿瘤源性细胞或DNA、miRNA片段，或外泌体。该方法正在成为传统活检的潜在替代方案。

液体活检可以获得3类主要的生物标志物：循环肿瘤细胞（CTCs）、循环肿瘤DNA（ct-DNA）和包含有microRNA的外泌体。

相较于组织活检，液体活检的优势包括：

- 标本易于快速获取。
- 无创。
- 成本更低。

液体活检可能的临床应用包括：

- 诊断。
- 识别和跟踪病程进展中的肿瘤特异性改变。
- 指导治疗决策。

2016年，美国食品药品监督管理局（Food and Drug Administration，FDA）批准了两种液体活检辅助诊断方法，用于非小细胞肺癌患者血浆内肿瘤细胞游离DNA（CfDNA）中*EGFR*突变检测的临床实践。

表 15.1　最优取材原则

原则	说明
如果有初步的临床诊断，应在申请表中明确说明或与病理医师沟通	允许病理医师使用任何的辅助检测手段（如非霍奇金淋巴瘤的流式细胞术、细胞遗传学/分子研究、印片的细胞学检查）
尽量避免在溃疡中央区（溃疡性肿瘤）取材。包含正常组织和病变组织在内的溃疡周边区是信息量最大的取材区	溃疡区可能只显示为坏死和炎症改变
避免使用镊子挤压组织	避免人为挤压可能造成的活检标本诊断困难
对于深部病变，有时会出现明显的周围组织反应，因此活检取材位置不宜太靠近病变周边区。	取材的组织可能仅仅只是呈现为组织反应，可能包括纤维化、慢性炎症和钙化甚至骨化形成等
对于体积大的病灶，活检取材要尽可能更多一些	·诊断性的病灶可能只出现在局部区域 ·可能存在多种生长模式
尽量避免浅表部位的活检/取材	为了正确评估肿瘤上皮和间质之间的关系（即确定侵袭性病灶）
如果组织破碎，请将所有材料送至病理科（所有材料都应进行显微镜下检查）	有时，那些并不起眼的微小碎片却包含具有价值的诊断成分
将活检组织放入装有适当和足量固定液（如福尔马林）的容器中，避免对所获得的标本进行进一步的人工操作 （注：这只适用于不需要固定前辅助检查的标本；如有疑问，需咨询病理医师！）	减少并尽量避免任何的人工假象

　　然而，将液体活检纳入常规临床实践面临的限制因素包括缺乏对理想/标准化技术方法的共识，尤其是对癌症早期血液中的DNA片段难以检测。

● **扩展阅读** ●

Bai Y, Zhao H. Liquid biopsy in tumors: opportunities and challenges. Ann Transl Med. 2018;6(S1):S89.

Ramaswamy G. Washington manual of oncology. 2nd ed. St. Louis: Wolters Kluwer Medical; 2008.

Rosai J. Rosai and Ackerman's surgical pathology. Edinburgh: Mosby; 2011.

Siravegna G, et al. Integrating liquid biopsies into the management of cancer. Nat Rev Clin Oncol. 2017;14:531–48. https://doi.org/10.1038/Nrclinonc.2017.14.

Tam AL, Lim HJ, Wistuba LI, Tamrazi A, Kuo MD, Ziv E, et al. Image-guided biopsy in the era of personalized cancer care: proceedings from the society of interventional radiology research consensus panel. J Vasc Interv Radiol. 2016;27(1):8–19.

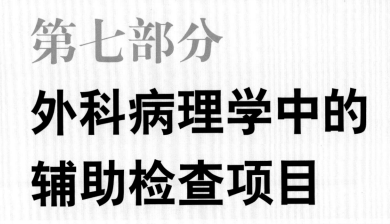

第七部分

外科病理学中的
辅助检查项目

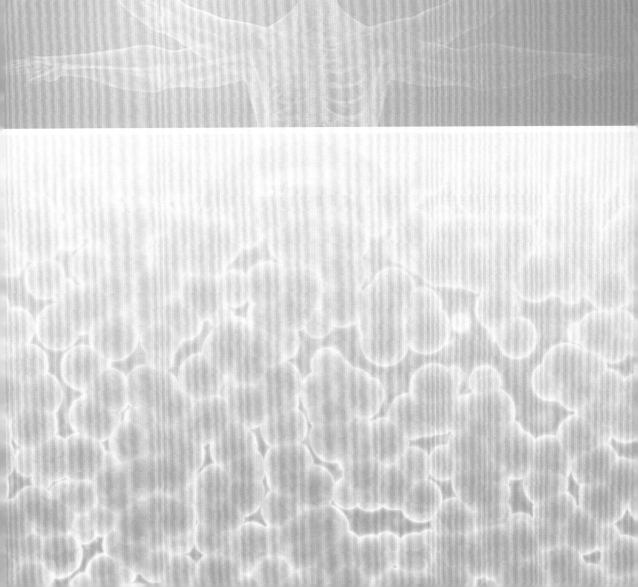

外科病理学中的辅助检查项目

Nicolas Kozakowski

● 目的 ●

学习外科病理学中常用的辅助检查项目/技术（经典的和现代的）及其背后的基本原理。

外科病理学中的辅助检查项目
第一部分

补充染色
（"特殊染色"）

目的是识别组织、细胞（或其亚细胞成分）或组织中非细胞成分的特征

微生物

· 细菌：革兰染色（阳性细菌呈紫色，阴性细菌呈粉红色），Ziehl-Neelsen染色、金胺-罗丹明荧光染色和Kinyoun抗酸染色（分枝杆菌、诺卡菌），黏液洋红染色（隐球菌），Whartin-Starry 染色（螺旋体、螺旋杆菌），吉姆萨染色（滴虫、螺旋体），格莫瑞六亚甲基四胺银染色（肺孢子虫），巴氏染色

· 病毒：吉姆萨染色，巴氏染色

· 真菌：PAS染色，格莫瑞六亚甲基四胺银染色

黏蛋白
PAS染色，AB染色，黏液洋红染色

胶原蛋白和间质
Masson三色染色，AFOG染色，天狼星红染色，网织蛋白染色

铁 普鲁士蓝染色，Perls蓝色染色

弹性纤维 Elastica van Gieson（EVG）染色

铜 罗丹宁染色

淀粉样物质 刚果红染色

1

电子显微镜

在外科病理学中很少用于识别诊断性的超微结构改变，而主要用于识别组织内的亚细胞成分，如异物（石棉、硅酸盐等）、神经内分泌小体、纤毛性疾病、基底膜结构紊乱或免疫物质沉积，或来源不明的肿瘤的特征性结构（如癌与间皮瘤、低分化黑色素瘤中的黑素小体）

3

2

免疫组织化学/免疫荧光

见第17章常用免疫组织化学染色及其在疾病诊断、治疗和预后评估中的应用

外科病理学中的辅助检查项目
第二部分

细胞遗传学

绝大多数技术均可使用福尔马林固定的石蜡包埋组织，但其中仍有一些技术仅适用于冷冻样本或血液（请病理医师沟通！）

- 核型分析（用于识别染色体重排）
- 不同疾病中的基因突变：von Reckinghausen病（*NF-1*突变）、代谢紊乱、家族性肿瘤性疾病（MSI、BRCA1/BRCA2、MEN1/MEN2）

1

- 测序
采用Southern印迹、PCR、RT-PCR、qPCR、二代测序（next-generation sequencing，NGS）确定癌基因和抑癌基因{*NRAS*、*BRAF*和*c-Kit*突变用于鉴别诊断或预测靶向治疗反应；检测多种肿瘤的诊断特异性易位［如慢性髓系白血病t（9：22）易位］}，T细胞肿瘤的克隆性分析或微生物的检测（如HPV、分枝杆菌、伯氏疏螺旋体、假单胞菌、真菌）。

- MSI分析（片段长度分析）
- 荧光或原位显色杂交（FISH或CISH）

检测有无特定DNA或RNA序列的缺失，常用于确认免疫组织化学染色结果，如突变，包括PD-L1、微卫星不稳定、HER-2（如乳腺癌）、肿瘤特异性突变（如尤文肉瘤［t（11：22）易位］；滑膜肉瘤［（X：18）易位］；造血系统肿瘤［如滤泡性淋巴瘤t（14：18）易位］}。

3

2

表观遗传学

甲基化状态
结肠癌

肿瘤抑制因子
*CDKN2A*基因编码的p16蛋白用于判断不同部位的鳞癌；p53用于实体性肿瘤、黑色素瘤或血液肿瘤诊断

微卫星不稳定性
检测结肠癌中的*MLH1*、*MSH2*、*MSH6*和*PMS2*

免疫组织化学

免疫治疗的靶点
*PD-L1*可作为肺癌或尿路上皮癌免疫治疗靶点，*EGFR*突变可用于预测抗*EGFR*靶向治疗的效果

癌基因
检测*c-Kit*用于黑色素瘤或软组织肿瘤诊断

扩展阅读

Böcker W, Denk H, Heitz PU, et al. Lehrbuch Pathologie. Amsterdam: Elsevier Health Sciences; 2019.

Ilyas M. Next-generation sequencing in diagnostic pathology. Pathobiology. 2017;84(6):292–305.

Makki JS. Diagnostic implication and clinical relevance of ancillary techniques in clinical pathology practice. Clin Med Insights Pathol. 2016;9:5–11.

Netto GJ, Saad RD. Diagnostic molecular pathology: an increasingly indispensable tool for the practicing pathologist. Arch Pathol Lab Med. 2006;130:1339–48.

Rosai J. Rosai and Ackerman's surgical pathology. Edinburgh: Mosby; 2011.

Werner M, Wilkens L, Aubele M, Nolte M, Zitzelsberger H, Komminoth P. Interphase cytogenetics in pathology: principles, methods, and applications of fluorescence in situ hybridization (FISH). Histochem Cell Biol. 1997;108(4–5):381–90.

常用免疫组织化学染色及其在疾病诊断、治疗和预后评估中的应用

Nicolas Kozakowski

● **目的** ●

了解免疫组织化学技术作为辅助检测技术在外科病理学中的重要性。

引言

免疫组织化学技术是一种基于抗原–抗体结合反应的技术。其能可视化地显示出特定抗原或细胞成分在组织切片中的分布和定位。

基于不同物种（主要是小鼠、兔或山羊）产生的单克隆或多克隆抗体特异性识别蛋白质抗原表位的亲和力，它有助于识别组织或细胞内特异性蛋白，从使用角度可分为直接法、间接法或多步骤法。大多数情况下，多种抗体的联合使用（"免疫组织化学图谱"）常被用来明确病理学诊断。

诊断用途

识别器官来源

· 肠道分化

　CDX2。

· 甲状腺和肺

　TTF-1。

· 前列腺

　PSA、PSA-P。

· 淋巴样细胞

　CD45。

· 黑色素细胞

　Melan-A、HMB45、S-100。

· 生殖细胞和肝细胞

　甲胎蛋白。

· 甲状腺、甲状旁腺、C细胞、胰岛 β 细胞

　激素、激素受体和神经内分泌小泡（分别为甲状腺球蛋白、甲状旁腺素、降钙素、胰岛素、高血糖素等）。

· 合体滋养层细胞

　β-HCG。

分化

- 上皮

  细胞角蛋白（CK1～CK20，数字大小与其相对分子质量和碱性或酸性特征成反比）。低分子CK和高分子CK的联合使用将有助于揭示肿瘤可能来源的器官系统（例如，CK7–和CK20+：胃肠道；CK7+和CK20+：子宫内膜起源、胆道、间皮瘤）。

- 造血

  分化簇（CD）：广泛存在于不同造血细胞或淋巴细胞增生性疾病各亚型细胞表面的抗原类型（如CD45是白细胞的共同标志）。一个CD分子特异性针对特定亚型的白细胞；泛T细胞抗原：CD3、CD5；泛B细胞抗原：CD20、CD79α。B细胞的克隆性：κ和λ轻链。CD分子不仅仅存在于造血细胞中〔如CD56（或NCAM）不仅在某些类型的淋巴瘤细胞中表达，在神经内分泌肿瘤细胞中也表达〕。

- 间充质

  Vimentin：间充质分化的共同标志。它可见于其他肿瘤，如黑色素瘤、肾细胞癌和间皮瘤。

- 神经

  S-100、GFAP。

- 肌肉

  平滑肌肌动蛋白；结蛋白（横纹肌）。

- 血管

  内皮细胞（CD31、CD34、FⅧ因子）。

- 黑色素细胞

  Melan-A；HMB45（痣细胞或黑色素瘤）。

- 神经内分泌

  激素、激素受体和神经内分泌器官或（有时是分泌性）肿瘤的分泌小泡（甲状腺球蛋白、甲状旁腺激素、降钙素、胰岛素、高血糖素或促肾上腺皮质激素等）。伴有神经内分泌分化的肿瘤（CgA、Syn、CD56）。

炎症

- 免疫沉积

  炎症性疾病中的免疫球蛋白和补体（如与IgG4相关的炎症性疾病中的IgG4）。

- 浸润性白细胞的亚型

  CD3或CD5：T细胞。

  CD20：B细胞。

  CD38和CD138：浆细胞。

肿瘤亚型

- 乳腺癌

  E-Cadherin（+：导管；–：小叶）。

- 肺/胸膜恶性肿瘤

  CK7、NapsinA、EMA、Ber-Ep4、TTF-1（腺癌）与CK5/CK6、p63（鳞癌）及Calretinin、CK5/CK6、Mesothelin、血栓调节蛋白、WT-1（间皮瘤）。

- 卵巢癌

  CA125。

- 胃肠道和胆胰性癌

  CA19-9。

- 肠腺癌

  CDX-2。

- 腺癌（与其他癌症相比）

  CEA。

- 鳞状细胞癌

  CK5/CK6、p63。

- 前列腺癌

  PSA、PSA-P。

- 胃肠道间质瘤

  c-Kit、DOG1。

- 脂肪细胞性肿瘤

  MDM2、CDK4（可表达于高分化和去分化脂肪肉瘤）。

传染病

- 细菌

  幽门螺杆菌、结核分枝杆菌、惠普尔养障体（一种革兰阳性放线菌）、立克次体、巴尔通体属、伯氏疏螺旋体、梅毒螺旋体、葡萄球菌属、链球菌属、梭状芽孢杆菌属、大肠杆菌。

- 病毒

  单纯疱疹病毒（HSV1/HSV2）、巨细胞病毒（CMV）、Epstein-Barr病毒（EBV）、BK病毒（多瘤病毒）、人乳头瘤病毒（HPV）、人类疱疹病毒（HHV）、腺病毒、人类微小病毒B19、水痘带状疱疹病毒（VZV）、乙型或丙型肝炎病毒。

- 真菌和寄生虫

  假丝酵母菌、曲霉属、隐球菌、卡氏肺孢子虫。

- 原生动物

  利什曼原虫、弓形虫、滴虫、锥虫、溶组织内阿米巴、蓝氏贾第鞭毛虫。

治疗中的应用

采用免疫组织化学检测下列蛋白质可为抗激素治疗或靶向治疗决策提供支持。

- 肺腺癌

  EGFR、ALK、cMET、ROS1、PD-L1。

- 乳腺癌

  ER和PR、BRCA1/BRCA2、HER2、PI3K/AKT、AR。

- 结肠癌

  EGFR、VEGF、VEGFR、KRAS、NRAS、BRAF。

- 胃腺癌

  HER2、VEGF、VEGFR、EGFR、c-MET、mTOR。

- 前列腺癌

  PDGFR、HER2、VEGF。

- 黑色素瘤

  BRAF V600E、NRAS、PD-L1。

- 卵巢癌

  VEGFR、PDGFR、BRCA1/BRCA2、PD-L1。

- 肾癌

  VEGFR、EGFR、HER2、PD-L1。

- 胃肠道间质瘤

  c-Kit、PDGFR、PD-L1。

预后评估中的应用

- 增殖活性标志

  Ki-67是许多肿瘤预后不良的标志（胃癌、肺癌及前列腺癌）。

- 细胞周期标志

  CyclinD-1、在黑色素瘤中的p16INK4。

- 癌基因

  乳腺癌、肺癌或结直肠癌中的IIER2。

  黑色素瘤中的Bcl2。

  胃肠道间质瘤、肺腺癌、黑色素瘤中的c-Kit。

  甲状腺乳头状癌、黑色素瘤、结直肠癌、肺癌中的BRAF。

  睾丸肿瘤中的cMET和HGF。

- 抑癌基因

  p53是多种肿瘤预后不良的标志（胃癌、肺腺癌、前列腺癌）。

  乳腺癌中的BRCA1/BRCA2。

  前列腺癌中的PTEN。

- 血管和淋巴标志

  CD31、CD34、黑色素瘤中的podoplanin（更好地识别血管或淋巴管侵犯）。

- DNA错配修复基因

  结肠癌中微卫星不稳定综合征（MSH6、MSH2、MLH1、PMS2）。

- 神经内分泌分化

  前列腺癌预后更差。
- 激素受体

  前列腺癌中AR。

  乳腺癌中ER或PR。

• 扩展阅读 •

Bellizzi AM. Immunohistochemistry in the diagnosis and classification of neuroendocrine neo-
plasms: what can brown do for you? Hum Pathol. 2020;96:8–33.

Eyzaguirre E, Haque AK. Application of immunohistochemistry to infections. Arch Pathol Lab
Med. 2008;132:424–31.

Garcia CF, Swerdlow SH. Best practices in contemporary diagnostic immunohistochemistry:
panel approach to hematolymphoid proliferations. Arch Pathol Lab Med. 2009;133:756–65.

Ivell R, Teerds K, Hoffman GE. Proper application of antibodies for immunohistochemical detec-
tion: antibody crimes and how to prevent them. Endocrinology. 2014;155(3):676–87.

Kaliyappan K, Palanisamy M, Duraiyan J, Govindarajan R. Applications of immunohistochemis-
try. J Pharm Bioallied Sci. 2012;4(6):307.

Kiyozumi Y, Iwatsuki M, Yamashita K, Koga Y, Yoshida N, Baba H. Update on targeted therapy
and immune therapy for gastric cancer, 2018. J Cancer Metastasis Treat. 2018;4(6):31.

Liu C, Ghayouri M, Brown IS. Immunohistochemistry and special stains in gastrointestinal pathol-
ogy practice. Diagn Histopathol. 2020;26(1):22–32.

Molina-Ruiz AM, Santonja C, Rütten A, Cerroni L, Kutzner H, Requena L. Immunohistochemistry
in the diagnosis of cutaneous viral infections—part I. Cutaneous viral infections by herpesvi-
ruses and papillomaviruses. Am J Dermatopathol. 2015;37(1):1–14.

Tsutsumi Y. Low-specificity and high-sensitivity immunostaining for demonstrating patho-
gens in formalin-fixed, paraffin-embedded sections. Immunohistochemistry—The Ageless
Biotechnology, Charles F. Streckfus, IntechOpen, https://doi.org/10.5772/intechopen.85055.
Available from: https://www.intechopen.com/books/immunohistochemistry-the-ageless-
biotechnology/low-specificity-and-high-sensitivity-immunostaining-for-demonstratingpatho-
gens-in-formalin-fixed-pa.

Yatabe Y, Dacic S, Borczuk AC, Warth A, Russell PA, Lantuejoul S, et al. Best practices rec-
ommendations for diagnostic immunohistochemistry in lung cancer. J Thorac Oncol.
2019;14(3):377–407.

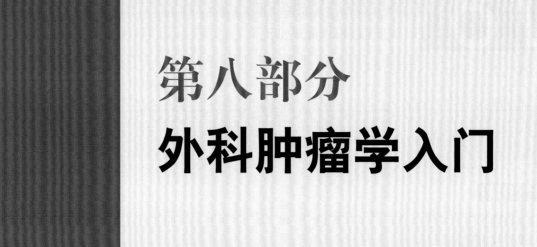

第八部分
外科肿瘤学入门

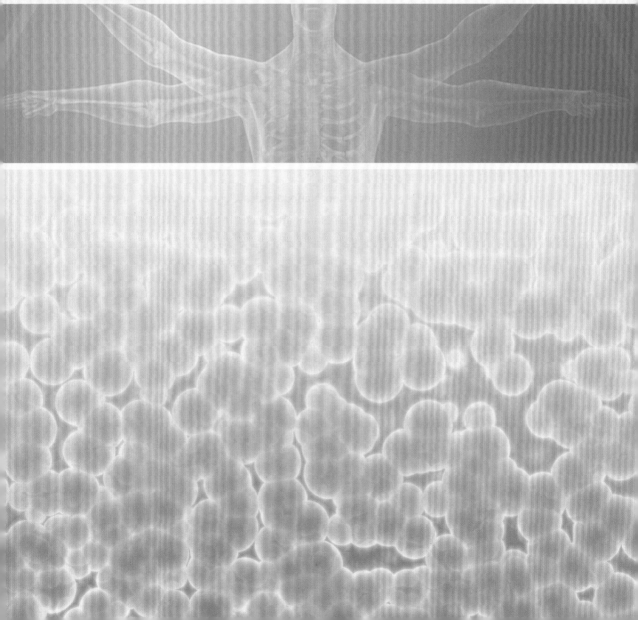

18 病理学分级与分期

Nicolas Kozakowski

● **目的** ●

学习恶性肿瘤的病理学分级与分期原则。

分级

恶性肿瘤的分级系统与其分化程度有关。它因肿瘤的类型而异，并与其生物学行为（生长和扩散）有关。

- G1：与起源组织相似。
- G2：中分化。
- G3：低分化，多形性，伴有显著的细胞和细胞核的大小不一。
- G4：未分化、间变性。

一些肿瘤特有的分级系统：

- 世界卫生组织（World Health Organization，WHO）/国际泌尿外科学会（International Society for Urologic Pathology，ISUP）肾癌分级系统（取代Fuhrman分级）。
- 前列腺癌的Gleason分级。
- 乳腺癌诺丁汉（Nottingham）分级系统。
- 法国国家肿瘤防治中心（Fédération Nationale des Centres de Lutte Contre Le Cancer，FNCLCC）系统或美国国家癌症研究所（National Cancer Institute，NCI）的软组织肿瘤分级系统。
- 脑肿瘤的WHO分级系统。

分期

恶性肿瘤的分类系统是依据肿瘤来源部位（器官）、累及的区域（生长突破器官，至肿瘤附近的血管或淋巴样结构或淋巴结）和远隔部位（转移）确定的，可被用于判断肿瘤性疾病的预后，指导制定治疗方案。

最常用的分期系统是由美国癌症联合委员会（American Joint Committee on Cancer，AJCC）和国际癌症控制联盟（Union for International Cancer Control，UICC）提出的器官特异性的TNM系统，该分期系统以肿瘤的大小和累及范围（T）、局部区域淋巴结的转移情况（N）和是否有远处转移（M）为参数。考虑到评估者的类型，在TNM分期前增加了一个以小写字母表示的前缀，即可表明是病理医师（"p"）还是临床医师（"c"）对分期进行了评估。同样，"y""c""a"分别可表示确认治疗后的状态、再治疗或尸检时的诊断等。此外，还可以用表示转移脏器的字母（例如，PUL用于肺，HEP用于肝脏）（详见第

20章)。

其他器官的特异性分期系统：

·国际妇产科联合会(Federation of Gynecology and Obstetrics，FIGO)的外阴癌、宫颈癌或子宫内膜癌分期系统。

·结直肠癌Dukes分期系统。

·黑色素瘤的Clark 水平和Breslow 深度分期。

·霍奇金淋巴瘤的Ann Arbor分期系统。

一些已修订并应用于肿瘤亚型的分期系统。

· 扩展阅读 ·

Böcker W, Denk H, Heitz PU, et al. Lehrbuch Pathologie. Amsterdam: Elsevier Health Sciences; 2019.

恶性肿瘤临床分期（cTNM）入门

Ahmad Altaleb

● 目的 ●

了解恶性肿瘤临床分期的原则。

肿瘤分期是一项采用临床检查和放射学/影像学检查相结合的解剖学实践。

美国癌症联合委员会与国际癌症控制联盟合作制定的TNM分期系统是临床上最常用的分期系统。

该分期系统的分期基础：

1. 原发肿瘤（大小/范围）=T。

2. 区域淋巴结转移状况=N。

3. 远处转移=M。

在诊断评估时可通过使用前缀小写字母c来表示T、N和M的分类：cT、cN和cM_0、cM_1或pM_1（或使用无前缀：T、N、M）。

一般来说，T_0表示无肉眼可见的原发肿瘤迹象，而$T_1 \sim T_4$表示局部肿瘤范围增大的程度。同样，N_0表示无区域淋巴结转移，而$N_1 \sim N_3$表示受累区域淋巴结的增加程度。M_0表示无远处转移，而M_1表示存在转移。N_x和M_x分别表示淋巴结和远处转移不能评估。

临床分期对所有患者记录病情进展均有重要意义：

1. 选择初始治疗方法。

2. 当一些患者将手术作为初始治疗的组成部分，而另一些患者不手术时，用于患者队列之间的比较。

时间范围：

临床分期是基于从初诊到开始初始治疗或决定观察治疗或支持疗法期间收集的肿瘤相关信息，并以两个时间段中时间较短的为准：

1. 确诊后4个月内。

2. 癌症进展时间（如果在4个月窗口期结束前发生癌症进展）。

标准：

所有癌症患者治疗前应被确诊。

诊断评估的组成见图19.1。

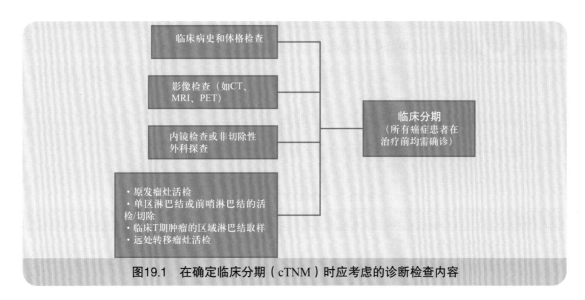

图19.1 在确定临床分期（cTNM）时应考虑的诊断检查内容

注释

·必须对肿瘤进行诊断性检查，至少包括病史和体格检查以确定临床分期。主治医师（通常是外科或内科肿瘤学专家）负责从多个信源收集数据以确定临床分期。

·尽管对于确定临床分期来说并非必须项，但影像学检查很重要。

·临床分期可能是唯一可以对所有患者进行比较的分期方法，因为并非所有患者在初始治疗前都会接受手术治疗，而且患者对治疗的反应也各不相同。

● 扩展阅读 ●

Adam A, Dixon AK, Gillard JH, Schaefer-Prokop C, Grainger RG, Allison DJ. Grainger & Allison's diagnostic radiology e-book. London: Churchill Livingstone; 2014.

Amin MB. AJCC cancer staging manual. Chicago: American College of Surgeons; 2018.

Bower M, Waxman J. Lecture notes: oncology. Chichester: Wiley; 2017.

临床病理分期（pTNM）评价表

Ahmad Altaleb

● 目的 ●

通过一些示例了解并熟悉病理TNM分期（表20.1～表20.15）。

表 20.1　大涎腺肿瘤的病理分期

T 分期	T 标准
T_x	原发肿瘤无法评估
T_0	无原发肿瘤证据
T_{is}	原位癌
T_1	肿瘤最大径≤2 cm，无实质外侵犯
T_2	2 cm＜肿瘤最大径≤4 cm，无实质外侵犯
T_3	肿瘤最大径＞4 cm，和（或）伴有实质外侵犯
T_4	中度进展期［肿瘤侵犯皮肤、下颌骨、耳道，和（或）面神经］或高度进展期［肿瘤侵犯颅底、翼板和（或）包裹颈动脉］
N 分期	N 标准
N_x	区域淋巴结无法评估
N_0	无区域淋巴结转移
N_1	同侧单个淋巴结转移，转移灶最大径≤3 cm，ENE（－）
N_2	同侧单个淋巴结转移，转移灶最大径≤3 cm，ENE（＋）； 或3 cm＜淋巴结转移灶最大径≤6 cm，ENE（－）； 或同侧多个淋巴结转移，且转移灶最大径≤6 cm，ENE（－）； 或双侧或对侧淋巴结转移，且转移灶最大径≤6 cm，ENE（－）
N_3	淋巴结转移灶最大径＞6 cm，ENE（－）； 或同侧单个淋巴结转移灶最大径＞3 cm，ENE（＋）； 或同侧、对侧或双侧多个淋巴结，任何ENE（＋）； 或对侧任何大小单个淋巴结，ENE（＋）
M 分期	M 标准
M_0	无远处转移
M_1	有远处转移

注：ENE，淋巴结外侵犯。

表 20.2　肺肿瘤的病理分期

T 分期	T 标准
T_x	原发肿瘤无法评估，或痰细胞学或支气管灌洗液中有恶性细胞，但未经影像学或支气管镜检查证实
T_0	无原发肿瘤证据
T_{is}	原位癌 原位鳞状细胞癌（squamous cell carcinoma in situ，SCIS） 原位腺癌（adenocarcinoma in situ，AIS）：纯贴壁型癌，肿瘤最大径≤3 cm
T_1	肿瘤最大径≤3 cm，被肺或脏层胸膜包绕，支气管镜检查显示肿瘤侵犯未超出叶支气管（即未侵及主支气管）
T_2	3 cm<肿瘤最大径≤5 cm，或具有以下任何一种特征： ·侵及主支气管，无论距隆突距离远近，但未侵及隆突 ·侵及脏层胸膜（PL1或PL2） ·伴有肺不张或阻塞性肺炎，可延伸至肺门区，累及部分或全肺 具有这些特征的T_2期肿瘤，如果肿瘤最大径≤4 cm或大小不能确定，则被归类为T_{2a}；如果4 cm<肿瘤最大径≤5 cm，则被归类为T_{2b}
T_3	5 cm<肿瘤最大径≤7 cm，或直接侵犯以下任一结构：壁层胸膜（PL3）、胸壁（包括肺上沟肿瘤）、膈神经、壁层心包，或与原发灶在同一肺叶中孤立的单个或多个肿瘤结节
T_4	肿瘤最大径>7 cm，或任何大小的肿瘤侵犯以下任一或多个结构：膈肌、纵隔、心脏、大血管、主气管、喉返神经、食管、椎体或隆突；与原发灶非同侧肺叶中出现的单个或多个孤立的肿瘤结节
N 分期	**N 标准**
N_x	区域淋巴结无法评估
N_0	无区域淋巴结转移
N_1	同侧支气管周围和（或）同侧肺门淋巴结及肺内淋巴结转移，包括原发肿瘤的直接侵犯
N_2	同侧纵隔和（或）隆突下淋巴结转移
N_3	对侧纵隔、对侧肺门、同侧或对侧斜角肌或锁骨上淋巴结转移
M 分期	**M 标准**
M_0	无远处转移
M_1	远处转移
M_{1a}	对侧肺叶内孤立性肿瘤结节；肿瘤伴有胸膜或心包结节，或恶性胸腔或心包积液。大多数肺癌患者的胸腔（心包）积液是由肿瘤引起的。然而，在少数患者中，胸腔（心包）积液的多次镜检肿瘤检查阴性，且既非血性积液，也非渗出性积液。如果这些因素和临床判断表明积液与肿瘤无关，积液不应作为分期参数
M_{1b}	单个器官的单个胸外转移（包括单个区域外淋巴结受累）
M_{1c}	多发性胸外单个或多个器官的肿瘤转移

表 20.3　乳腺癌的病理分期

T 分期	T 标准
T_x	原发肿瘤无法评估
T_0	无原发肿瘤证据
T_{is}（DCIS）	导管原位癌
T_{is}（Paget）	乳头Paget病，不伴有乳头下方的乳腺实质内浸润性癌和（或）原位癌。伴Paget病的乳腺实质内癌可根据实质病变的大小和特征进行分类，并对Paget病加以注明
T_1	肿瘤最大径≤20 mm
T_2	20 mm＜肿瘤最大径≤50 mm
T_3	肿瘤最大径＞50 mm
T_4	任何大小的、侵及胸壁和（或）皮肤的肿瘤（溃疡或肉眼可见的结节）；仅侵犯真皮的肿瘤不归入T_4

pN 分期	pN 标准
pN_x	区域淋巴结无法评估（如未切除进行病理学检查或此前已切除）
pN_0	未发现区域淋巴结转移或仅发现ITCs
pN_0（i+）	区域淋巴结中仅见ITCs（恶性肿瘤细胞簇≤0.2 mm）
pN_0（mol+）	逆转录酶聚合酶链反应（RT-PCR）检测有阳性分子发现；但未检测到ITCs
pN_1	微转移，或1~3个腋窝淋巴结转移；和（或）前哨淋巴结活检显示临床阴性但伴有内乳淋巴结有微转移或宏转移
pN_1mi	微转移（约200个细胞，且0.2 mm＜转移灶≤2 mm）
pN_2	4~9个腋窝淋巴结转移，或临床上发现有患侧内乳淋巴结转移，但无腋窝淋巴结转移的影像学证据
pN_3	10个或更多的腋窝淋巴结转移；或锁骨下（腋窝Ⅲ区）淋巴结转移；或患侧内乳淋巴结转移，同时存在一个或多个腋窝Ⅰ、Ⅱ区淋巴结阳性；或3个以上腋窝淋巴结转移，和前哨淋巴结活检可见微转移或宏转移，但患侧内乳淋巴结临床检查阴性；或同侧锁骨上淋巴结转移

M 分期	M 标准
M_0	无远处转移的临床或影像学证据
cM_0（i+）	在无转移症状或体征的患者中，通过显微镜或分子生物学技术在循环血液、骨髓或其他非区域性淋巴结组织中检出肿瘤细胞或肿瘤细胞残基，或肿瘤病灶≤0.2 mm；但无远处转移的临床或影像学证据
cM_1	临床和影像学发现远处转移
pM_1	任何组织学证实的远隔器官转移；区域外淋巴结内转移灶＞0.2 mm

表 20.4　食管癌的病理分期

T 分期	T 标准
T_x	原发肿瘤无法评估
T_0	无原发肿瘤证据
T_{is}	高级别异型增生，定义为恶性细胞局限于上皮基底膜内
T_1	肿瘤侵犯固有层、黏膜肌层或黏膜下层
T_2	肿瘤侵犯固有肌层
T_3	肿瘤侵犯外膜
T_4	肿瘤侵犯邻近结构
N 分期	**N 标准**
N_x	区域淋巴结无法评估
N_0	无区域淋巴结转移
N_1	1~2个区域淋巴结转移
N_2	3~6个区域淋巴结转移
N_3	7个以上区域淋巴结转移
M 分期	**M 标准**
M_0	无远处转移
M_1	有远处转移

表 20.5　胃癌的病理分期

T 分期	T 标准
T_x	原发肿瘤无法评估
T_0	无原发肿瘤证据
T_{is}	原位癌：上皮内肿瘤不伴有固有层侵犯，高级别异型增生
T_1	肿瘤侵犯固有层、黏膜肌层或黏膜下层
T_2	肿瘤侵犯固有肌层
T_3	肿瘤穿透浆膜下结缔组织，未侵犯脏腹膜或邻近结构
T_4	肿瘤侵犯浆膜（脏腹膜）或邻近结构
N 分期	**N 标准**
N_x	区域淋巴结无法评估
N_0	无区域淋巴结转移
N_1	1~2个区域淋巴结的转移
N_2	3~6个区域淋巴结的转移
N_3	≥7个以上区域淋巴结的转移
M 分期	**M 标准**
M_0	无远处转移
M_1	有远处转移

表 20.6 胃肠道间质瘤的病理分期

T 分期	T 标准
T_x	原发肿瘤无法评估
T_0	无原发肿瘤证据
T_1	肿瘤最大径≤2 cm
T_2	2 cm<肿瘤最大径≤5 cm
T_3	5 cm<肿瘤最大径≤10 cm
T_4	肿瘤最大径>10 cm
N 分期	**N 标准**
N_0	无区域淋巴结转移或淋巴结状态不明
N_1	有区域淋巴结转移
M 分期	**M 标准**
M_0	无远处转移
M_1	有远处转移

表 20.7 肝肿瘤的病理分期

T 分期	T 标准
T_x	原发肿瘤无法评估
T_0	无原发肿瘤证据
T_1	孤立性肿瘤，最大径≤2 cm，或>2 cm但无血管侵犯
T_2	孤立性肿瘤，最大径>2 cm且伴有血管侵犯，或多发性肿瘤，最大径<5 cm
T_3	多发性肿瘤，至少一个肿瘤病灶最大径>5 cm
T_4	任意大小单发或多发肿瘤并累及门静脉或肝静脉主干，或肿瘤直接侵犯胆囊以外的邻近器官或穿透脏腹膜
N 分期	**N 标准**
N_x	区域淋巴结无法评估
N_0	无区域淋巴结转移
N_1	有区域淋巴结转移
M 分期	**M 标准**
M_0	无远处转移
M_1	有远处转移

表 20.8 胰腺外分泌部肿瘤（胰腺癌）的病理分期

T 分期	T 标准
T_x	原发肿瘤无法评估
T_0	无原发肿瘤证据
T_{is}	原位癌 包括高级别胰腺上皮内瘤变（PanIn-3）、导管内乳头状黏液性肿瘤伴高级别异型增生、导管内管状乳头状肿瘤伴高级别异型增生及黏液性囊性肿瘤伴高级别异型增生
T_1	肿瘤最大径≤2 cm
T_2	2 cm<肿瘤最大径≤4 cm
T_3	肿瘤最大径>4 cm
T_4	任何大小的肿瘤，累及腹腔干、肠系膜上动脉和（或）肝总动脉
N 分期	N 标准
N_x	区域淋巴结无法评估
N_0	无区域淋巴结转移
N_1	1~3个区域淋巴结转移
N_2	4个或以上区域淋巴结转移
M 分期	M 标准
M_0	无远处转移
M_1	有远处转移

表 20.9 结直肠癌的病理分期

T 分期	T 标准
T_x	原发肿瘤无法评估
T_0	无原发肿瘤存在的证据
T_{is}	原位癌，黏膜内癌（侵及固有层，未穿透黏膜肌层）
T_1	肿瘤侵犯黏膜下层（穿过黏膜肌层但未侵及固有肌层）
T_2	肿瘤侵及固有肌层
T_3	肿瘤穿透固有肌层，并侵及结直肠周围组织
T_4	肿瘤侵及脏腹膜或侵及邻近器官或结构
N 分期	N 标准
N_x	区域淋巴结无法评估
N_0	无区域淋巴结转移
N_1	1~3个区域淋巴结转移（转移灶≥0.2 mm），或存在任意数量的癌结节，同时所有可识别的淋巴结均为阴性
N_2	≥4个区域淋巴结转移
M 分期	M 标准
M_0	影像学检查未见远处转移等；无远隔部位或器官存在肿瘤的证据（此类信息并不能由病理医师确证）
M_1	确认存在1个或多个远隔部位或器官或腹膜的转移

表 20.10　阑尾神经内分泌肿瘤（NET）的病理分期

T 分期	T 标准
T_x	原发肿瘤无法评估
T_0	无原发肿瘤证据
T_1	肿瘤最大径≤2 cm
T_2	2 cm＜肿瘤最大径≤4 cm
T_3	肿瘤最大径＞4 cm或伴有浆膜下侵犯或累及阑尾系膜
T_4	肿瘤侵犯脏腹膜或直接侵犯其他邻近器官或结构（不包括直接延伸至邻近肠道的浆膜下），如腹壁和骨骼肌
N 分期	N 标准
N_x	区域淋巴结无法评估
N_0	无区域淋巴结转移
N_1	有区域淋巴结转移
M 分期	M 标准
M_0	无远处转移
M_1	有远处转移

备注

嗜铬素A（chromogranin A，CgA）可作为阑尾神经内分泌肿瘤的生物标志物。CgA是一个常用的神经内分泌肿瘤标志物，它可以反映肿瘤负荷，监测治疗反应，如果升高则与不良预后相关。

其他生物标志物，如血浆或尿液5-羟基吲哚乙酸（5-hydroxyindoleacetic acid，5-HIAA）和5-羟色胺，可用于识别肠道神经内分泌肿瘤患者或类癌综合征患者，但需要前瞻性试验来验证二者作为阑尾神经内分泌肿瘤生物标志物的有效性。

注意：在使用质子泵抑制剂、慢性萎缩性胃炎、肾功能衰竭等情况下，CgA可能会虚高。

Ki-67增殖指数

组织学肿瘤分级可通过Ki-67增殖指数和（或）有丝分裂计数确定。Ki-67增殖指数与患者预后呈负相关。

表 20.11　肾肿瘤的病理分期

T 分期	T 标准
T_x	原发肿瘤无法评估
T_0	无原发肿瘤证据
T_1	肿瘤最大径≤7 cm，局限于肾脏
T_2	肿瘤最大径＞7 cm，局限于肾脏
T_3	肿瘤侵犯大静脉或肾周组织，但尚未侵及同侧肾上腺，也未超过Gerota筋膜
T_4	肿瘤侵犯超过Gerota筋膜（包括连续延伸至同侧肾上腺）
N 分期	N 标准
N_x	区域淋巴结无法评估
N_0	无区域淋巴结转移
N_1	有区域淋巴结转移
M 分期	M 标准
M_0	无远处转移
M_1	有远处转移

表 20.12 前列腺癌的病理分期

T 分期	T 标准
T_2	肿瘤局限于前列腺
T_3	肿瘤侵及前列腺外
T_{3a}	侵及前列腺外组织（单侧或双侧）或显微镜下证实膀胱颈
T_{3b}	肿瘤侵及精囊腺
T_4	肿瘤固定或侵及精囊腺以外的邻近结构［如外括约肌、直肠、膀胱、肛提肌和（或）盆壁］
N 分期	N 标准
N_x	无法评估区域淋巴结
N_0	无区域淋巴结转移
N_1	有区域淋巴结转移
M 分期	M 标准
M_0	无远处转移
M_1	有远处转移
M_{1a}	区域淋巴结外淋巴结转移
M_{1b}	骨转移
M_{1c}	其他部位转移，伴或不伴骨转移

注：无病理 T_1（pT_1）分期。

表 20.13 睾丸肿瘤的病理分期

pT 分期	pT 标准
pT_x	原发肿瘤无法评估
pT_0	无原发肿瘤存在的证据
pT_{is}	原位生殖细胞肿瘤
pT_1	肿瘤局限于睾丸（包括睾丸网侵犯），无脉管侵犯
pT_{1a}	肿瘤最大径 <3 cm
pT_{1b}	肿瘤最大径 ≥3 cm
pT_2	肿瘤局限于睾丸（包括睾丸网侵犯），伴脉管侵犯；肿瘤侵及门部软组织、附睾或穿透白膜，伴或不伴血管/淋巴管侵犯
pT_3	肿瘤直接侵及精索软组织，伴或不伴脉管侵犯
pT_4	肿瘤侵及阴囊，伴或不伴脉管侵犯
pN 分期	pN 标准
pN_x	区域淋巴结无法评估
pN_0	无区域淋巴结转移
pN_1	1个淋巴结转移，且淋巴结最大径≤2 cm，或≤5个淋巴结转移，淋巴结最大径均≤2 cm
pN_2	1个淋巴结转移，且2 cm<转移淋巴结最大径≤5 cm，或>5个淋巴结转移灶，转移淋巴结最大径≤5 cm，或发现淋巴结外侵犯证据
pN_3	1个淋巴结转移，转移淋巴结最大径> 5 cm
M 分期	M 标准
M_0	无远处转移
M_1	有远处转移
M_{1a}	非腹膜后淋巴结转移或肺转移
M_{1b}	肺外脏器转移

注：pT_1 的亚分期仅适用于单纯的精原细胞瘤。

表 20.14　血清学标志物（S）的检测

S 分期	S 标准
S_x	标记物检测不可行或未检测
S_0	标志物水平在正常范围
S_1	LDH$<1.5 \times$N*和hCG<5000 mIU/mL及AFP<1000 ng/mL
S_2	LDH$=（1.5 \sim 10）\times$N*或hCG$=（5000 \sim 50\,000）$mIU/mL或AFP$=（1000 \sim 10\,000）$ng/mL
S_3	LDH$>10 \times$N*或hCG$>50\,000$ mIU/mL或AFP$>10\,000$ ng/mL

注：*N 表示 LDH 检测结果的正常上限。

注意事项

·睾丸癌是少数几种将血清肿瘤标志物纳入分期的恶性肿瘤之一，因为它们可以指导诊断和治疗。

·这些标志物应在诊断时、睾丸切除术后进行检测，以监测患者对治疗的反应和肿瘤复发情况。

表 20.15　子宫肿瘤的病理分期

T 分期	FIGO	T 标准
T_x		原发肿瘤无法评估
T_0		无原发肿瘤证据
T_1	I	肿瘤局限于子宫体，包括宫颈管内膜腺体受累
T_{1a}	I A	肿瘤局限于子宫内膜或侵及子宫肌层$<1/2$
T_{1b}	I B	肿瘤侵及子宫肌层厚度$\geqslant 1/2$
T_2	II	肿瘤侵及宫颈间质结缔组织，但未超出子宫。不包括宫颈内膜腺体受累
T_3	III	肿瘤侵及浆膜、附件、阴道或宫旁组织
T_{3a}	III A	肿瘤侵及浆膜和（或）附件（直接侵及或转移）
T_{3b}	III B	肿瘤侵及阴道（直接侵及或转移）或宫旁组织
T_4	IV A	肿瘤侵及膀胱黏膜和（或）肠黏膜（大泡状水肿不足以将肿瘤归类为T_4）
N 分期	**FIGO**	**N 标准**
N_x		区域淋巴结无法评估
N_0		无区域淋巴结转移
N_0（i+）		区域淋巴结内孤立肿瘤细胞$\leqslant 0.2$ mm
N_1	III C$_1$	盆腔淋巴结转移
N_1mi	III C$_1$	盆腔淋巴结转移（0.2 mm$<$转移灶$\leqslant 2$ mm）
N_{1a}	III C$_1$	盆腔淋巴结转移（转移灶>2 mm）
N_2	III C$_2$	腹主动脉旁淋巴结转移，伴或不伴有盆腔淋巴结转移
N_2mi	III C$_2$	腹主动脉旁淋巴结转移（0.2 mm$<$转移灶$\leqslant 2$ mm），伴或不伴盆腔淋巴结转移
N_{2a}	III C$_2$	腹主动脉旁淋巴结转移（转移灶>2 mm），伴或不伴盆腔淋巴结转移
M 分期	**FIGO**	**M 标准**
M_0		无远处转移
M_1	IV B	有远处转移（包括腹股沟淋巴结、腹腔内、肺、肝或骨转移）不包括盆腔或腹主动脉旁淋巴结、阴道、子宫浆膜或附件转移）

FIGO系统，用于子宫体癌的手术/病理分期。

T分期的定义与FIGO分期相对应。

• 扩展阅读 •

Amin MB, et al. AJCC cancer staging manual. Chicago: American College of Surgeons; 2018.

21 手术切缘评估

Ahmad Altaleb

● 目的 ●

了解病理医师如何评估手术切缘状况，以及在肿瘤局部治疗中的重要性。

原发恶性肿瘤的治疗目标之一是手术完整切除肿瘤和足够的正常周围组织切缘，以尽量减少局部复发风险。

正常组织的最佳切缘取决于许多因素，包括：

1.解剖位置和功能保存（当存在解剖部位限制时，如肿瘤靠近主要神经血管结构，外科医师不得不小于最佳切缘切除）。

2.恶性肿瘤类型〔对于结节状基底细胞癌和薄型黑色素瘤，一个窄的切缘便已足够；对于某些肿瘤，如软组织肉瘤、胃肠道间质瘤和低位直肠癌，最佳切缘被认为是2 cm〕。

3.肿瘤分期。

4.非手术治疗方法的有效性。

当切除标本被送检后，病理医师将决定如何切取与肿瘤相关的切缘（表21.1和图21.1）。接下来，当切片制好后，病理医师将在显微镜下对切缘进行检查，以确定切缘状态，并测量从肿瘤边缘到墨染的手术切缘的距离（图21.2）。例如，在浸润性乳腺癌的病例中，阳性切缘被定义为发现墨染的肿瘤细胞（图21.3）。

表 21.1　病理学评估手术切缘的主要方法概述

方法	注释
（A）切取与直角/垂直切缘	·当肉眼观察肿瘤接近切缘时采用 ·可通过显微镜检查测量肿瘤细胞与切缘之间的距离
（B）切取平行切缘（剃削）	·当肉眼观察肿瘤远离边缘时采用 ·虽然它可以辨别切缘是阳性还是阴性，但无法通过显微镜检查来测量肿瘤细胞与切缘之间的距离

手术切缘干净或阴性可降低肿瘤局部复发风险。

然而，这并不能确保复发就不会再次发生。这可以用判读为假阴性切缘、肿瘤的多灶性，或者可能是形态正常但已发生基因改变的组织中出现新的恶性进展等来解释。

有时，如果一个切缘被报告为阳性，随后再次对该切缘切除的标本进行检测，可能并未见肿瘤的任何残留。这可归因于：

1.手术的物理性破坏性影响。

2.愈合过程固有的对肿瘤生长的生化抑制效应。

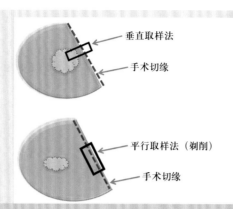

a. 切取直角 / 垂直切缘；b. 切取平行切缘（剃削）。

图21.1　病理评估手术切缘的主要方法示意

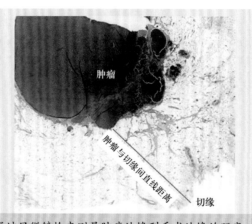

通过显微镜检查测量肿瘤边缘到手术边缘的距离。

图21.2　远离切缘（即阴性切缘）的乳腺癌的低倍视野

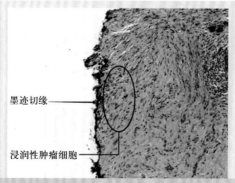

注意肿瘤细胞上的黑色墨迹（即阳性切缘）。

图21.3　浸润性乳腺癌的高倍视野

切除范围：粗略指南

切除范围很大程度上取决于受累器官、肿瘤类型及其局部播散方式（图21.4）。总的来说，广泛切除是局部控制和预防局部复发的最有效方法（这对软组织肉瘤、某些皮肤黑色素瘤和乳房叶状肿瘤尤为有效）。

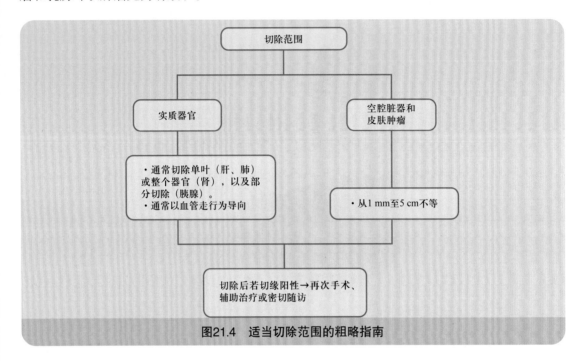

图21.4　适当切除范围的粗略指南

● 扩展阅读 ●

Ramaswamy G. Washington manual of oncology. 2nd ed. Wolters Kluwer Medical: St. Louis; 2008.
Weidner N. Modern surgical pathology. Philadelphia: Saunders/Elsevier; 2009.

转移：图文导引

22

Ahmad Altaleb

● 目的 ●

了解恶性肿瘤转移、原发灶不明肿瘤（cancer of unknown primary，CUP）的基本概念，以及不同器官远处转移的潜在途径。

了解肺转移的模式及其可能的鉴别诊断。

关注要点

转移

恶性肿瘤可以侵袭和破坏邻近结构，并播散到远隔部位（转移）而导致死亡。远处转移的部位及肺内转移模式见图22.1～图22.4。

总则

· 肿瘤通常会通过淋巴管转移，但有一些例外（如甲状腺滤泡癌、肾细胞癌和绒毛膜癌）。

· 肉瘤经血行转移，但也有例外（如上皮样肉瘤和滑膜肉瘤）

最常见的远处转移部位如下。

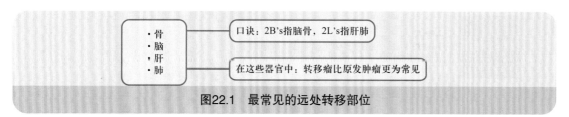

图22.1　最常见的远处转移部位

原发灶不明肿瘤

· 经广泛的临床检查后仍不能确定原发部位的恶性广泛性转移性肿瘤。

· 占新发恶性肿瘤的2.3%~5%。

· 最近，得益于对原发肿瘤检查技术的革新，CUP的诊断率有所下降。

· 全身PET/CT是一种可选的检查方法。

· 重度吸烟者和低于腰围四分位数的人罹患CUP的风险更高。

· 起源部位最终可由病理医师确定（形态学和免疫组织化学），也可能仅在尸检时才能被发现。

· 最常见的部位（能够被发现的前提下）：胰胆管、肺和胃。

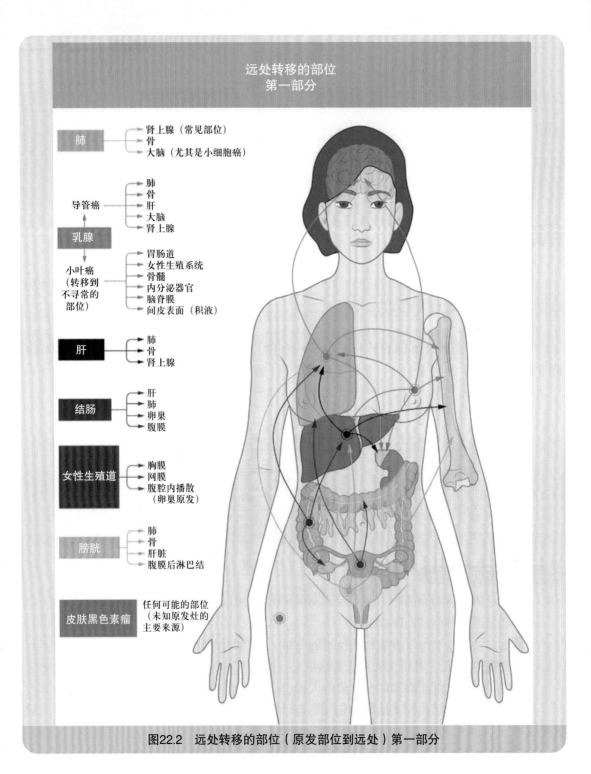

远处转移的部位
第一部分

肺 → 肾上腺（常见部位）
　　→ 骨
　　→ 大脑（尤其是小细胞癌）

导管癌 → 肺
　　　→ 骨
　　　→ 肝
　　　→ 大脑
　　　→ 肾上腺

乳腺

小叶癌（转移到不寻常的部位）→ 胃肠道
　　　　　　　　　　　　→ 女性生殖系统
　　　　　　　　　　　　→ 骨髓
　　　　　　　　　　　　→ 内分泌器官
　　　　　　　　　　　　→ 脑脊膜
　　　　　　　　　　　　→ 间皮表面（积液）

肝 → 肺
　　→ 骨
　　→ 肾上腺

结肠 → 肝
　　　→ 肺
　　　→ 卵巢
　　　→ 腹膜

女性生殖道 → 胸膜
　　　　　→ 网膜
　　　　　→ 腹腔内播散（卵巢原发）

膀胱 → 肺
　　　→ 骨
　　　→ 肝脏
　　　→ 腹膜后淋巴结

皮肤黑色素瘤　任何可能的部位（未知原发灶的主要来源）

图22.2　远处转移的部位（原发部位到远处）第一部分

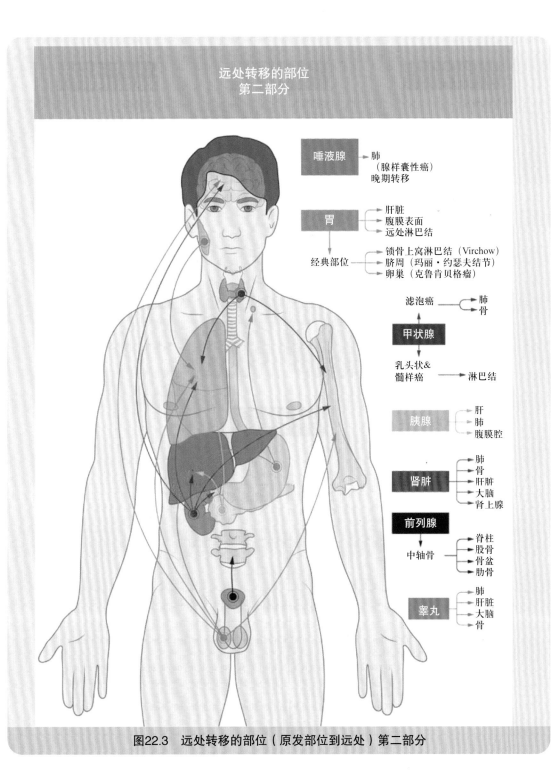

图22.3　远处转移的部位（原发部位到远处）第二部分

肺转移的模式

1.孤立性结节

经典原发

肉瘤
子宫内膜
恶性黑色素瘤
结直肠癌
生殖细胞肿瘤

临床鉴别诊断

颗粒细胞瘤
肺原发性机化性肺炎

2.胸膜种植

经典原发

肺
乳腺
卵巢

临床鉴别诊断

间皮瘤

3.粟粒样（通常与高度血管化肿瘤有关）

经典原发

甲状腺
肾细胞癌

临床鉴别诊断

结核
类癌微小瘤

4.多发性结节（最常见的转移模式）

经典原发

任何

临床鉴别诊断

颗粒细胞瘤
肺原发性机化性肺炎

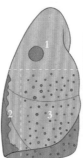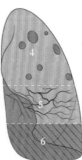

6.多发性结节（最常见的转移模式）

经典原发

胰胆管浸润性黏液腺癌

临床鉴别诊断

肺炎

5.淋巴管炎

经典原发	临床鉴别诊断
乳腺	肺水肿
胃	感染
胰腺	间质性肺疾病
肺	
前列腺	

图22.4　肺转移的模式（影像学检测）

扩展阅读

Abbas AK, Aster JC, Kumar V. Robbins and Cotran pathologic basis of disease. Philadelphia: Elsevier/Saunders; 2015.

Qaseem A, Usman N, Jayaraj JS, Janapala RN, Kashif T. Cancer of unknown primary: a review on clinical guidelines in the development and targeted management of patients with the unknown primary site. Cureus. 2019;11(9):e5552.

Rekhtman N, Bishop JA. Quick reference handbook for surgical pathologists. Berlin: Springer; 2011.

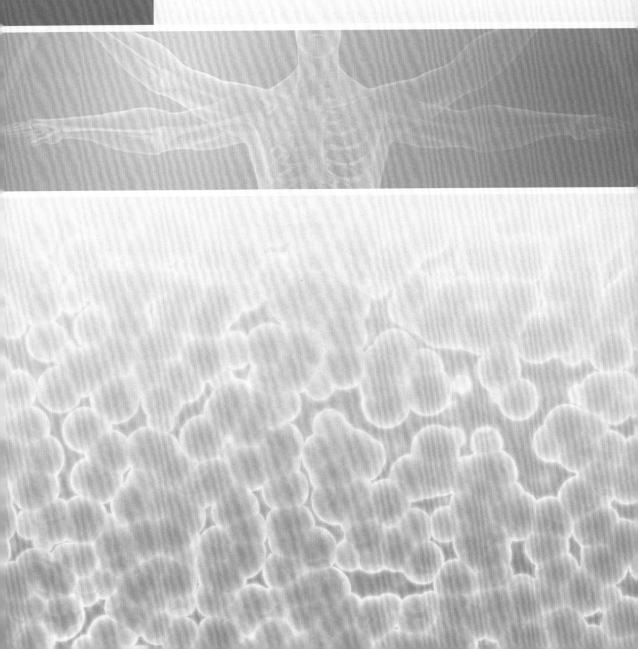

第九部分

现代外科病理学

23

虚拟显微镜和远程病理学诊断

Ahmad Altaleb

● 目的 ●

了解现代技术将外科病理学虚拟切片共享用于病例咨询、教育和研究等的情况（图23.1和图23.2）。

虚拟显微镜与远程病理

虚拟显微镜：一种扫描玻璃切片并将其转换为数字/虚拟切片的技术，然后可以在计算机屏幕上浏览

远程病理：病理医师通过远程观看电子图像进行诊断的一种阅片方式

✓ 诊断和临床应用

电子咨询
· 随时随地查看虚拟切片
· 无蜡块或切片丢失风险

扫描要存档的选定病例
· 可用于随后的临床病理会议
· 可随时在记录文件夹中查看切片，以指导后续任何诊断工作

1°诊断
· 2017年，FDA批准了一个数字病理系统来执行1°诊断
· 尽管仍需广泛验证这种方式的有效性，许多研究已经表明，1°诊断与常规光学显微镜的准确性相同
· 其他问题
节约成本/时间

质量保证计划

🔍 图像分析

人工智能

算法的使用

1

虚拟显微镜的实现

📖 教学

培训

继续专业发展（CPD）计划

会议

4

2

3

💡 研究

图像分析

纳入临床试验的患者组织

切片的一致性审查

完整切片的电子印刷

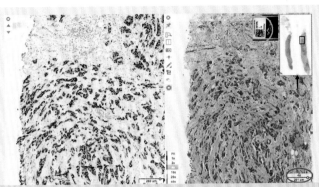

并排的苏木精－伊红（HE）染色切片（右）和免疫组织化学染色切片（左），这种方法便于匹配并比较感兴趣区域的形态和着色特征。箭头：切片的大体图像；绿色圆圈：切片标签；蓝色圆圈：比例尺。

图23.1 全景切片图像浏览

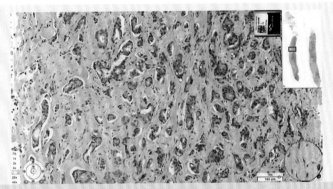

即使在中倍镜下也能良好展示细胞形态和组织变化的清晰细微结构。

图23.2 苏木精－伊红（HE）染色虚拟切片高分辨率图像的屏幕截图

• **扩展阅读** •

Pfeifer JD, Humphrey PA, Ritter JH, Dehner LP. The Washington manual of surgical pathology. Philadelphia: Wolters Kluwer; 2019.

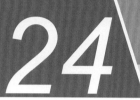

现代病理医师在 MDT会议中的角色

Ahmad Altaleb

● 目的 ●

了解病理医师作为MDT会议成员的重要作用及他们在患者治疗中的贡献。

多学科团队会议

"一个备受临床关注，由涉及患者治疗的专业医疗人员参与的会议，这最常与疑诊为恶性肿瘤的患者的治疗有关（肿瘤MDT会议）。"

一个有效的MDT应该包括至少一名病理医师。病理医师的典型角色主要是介绍病理发现，如切除标本、活组织检查标本和细胞学标本，提出肿瘤的病理分期，因而，在肿瘤团队中扮演着特别重要的角色。

随着精准医学时代的到来，分子检测在病理学诊断中的应用越来越广泛，现代病理医师通过提供对新一代分子检测的解读和应用的专业提议，从而在制定治疗方案中发挥日益重要的支撑作用（表24.1）。

最后，需要强调的是，参加MDT会议的医疗专业团队成员必须保持良好的行为和礼仪，以实现MDT会议的最大效益（表24.2）。

表 24.1　MDT 中病理医师的作用概要

病理医师作用	例证
诊断	·肿瘤类型、亚型/变异型 ·肿瘤分级
病理分期	·pTNM（恶性肿瘤解剖学范围的病理分期）
预后指标评估	·肿瘤分级 ·淋巴血管侵犯的确认 ·包膜侵犯，如甲状腺滤泡癌 ·肿瘤浸润性淋巴细胞（tumor infiltrating lymphocyte，TIL），如乳腺癌 ·肿瘤出芽，如结直肠癌
分子检测与生物标志物评估	·结肠癌患者的微卫星不稳定状态的检测
预后标志物评估	·乳腺癌：ER、PR和Her2用于治疗决策
癌症治疗质量评估	·直肠癌肠系膜切除术的评估

表 24.2　团队预期行为 / 礼仪示例

团队成员之间的彼此尊重

所有成员的平等发言权

重视不同意见的价值

对于任何不清楚的地方，都可以要求予以澄清

鼓励进行建设性的讨论/辩论

不涉及私人议题

● 扩展阅读 ●

Lowe J. The role of the lead pathologist and attending pathologists in the multidisciplinary team [Internet]. rcpath.org. 2014. https://www.rcpath.org/uploads/assets/bb9e7568-d41d-4d99-8ca12c8f0b67c8a5/170f47d9-7ec9-4f2f-bbe37d233cc93178/g087_roleofleadpathinmdt_mar2014.pdf.

Shakeel S, Mubarak M. Evolving and expanding role of pathologists in multidisciplinary team cancer care. J Coll Phys Surg Pak. 2018;28(1):3–4.

Washington K, Salaria SN. Expanding roles for pathologists as members of the multidisciplinary cancer care team [Internet]. Personalized medicine in oncology. 2016. [Cited 2020 Feb 26]. http://www.personalizedmedonc.com/publications/pmo/december-2016-vol-5-no-10/expanding-roles-for-pathologists-as-members-of-the-multidisciplinary-cancer-care-team/.

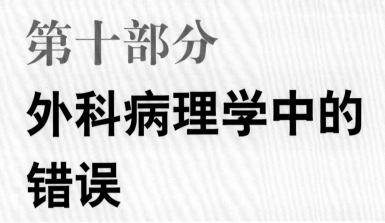

第十部分

外科病理学中的错误

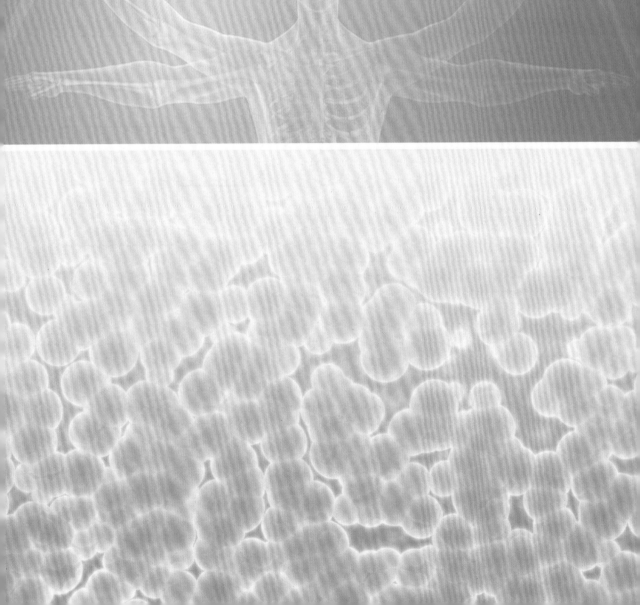

外科病理学中的错误来源

Ahmad Altaleb

● 目的 ●

了解外科病理学实验室中的质量控制要素以及每个要素中的潜在差错（图25.1）。

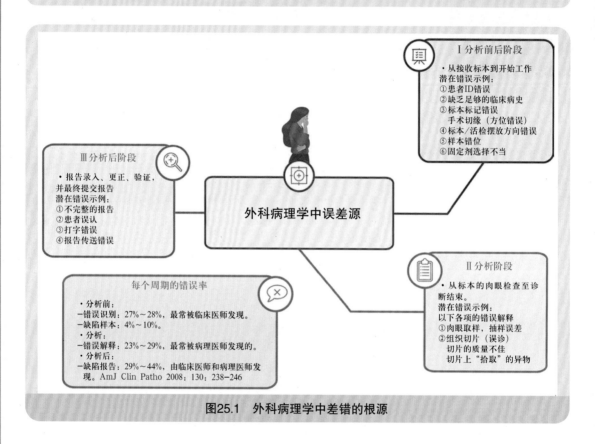

Ⅰ 分析前后阶段
·从接收标本到开始工作
潜在错误示例：
①患者ID错误
②缺乏足够的临床病史
③标本标记错误
　手术切缘（方位错误）
④标本/活检摆放方向错误
⑤样本错位
⑥固定剂选择不当

Ⅲ 分析后阶段
·报告录入、更正、验证，
并最终提交报告
潜在错误示例：
①不完整的报告
②患者误识
③打字错误
④报告传送错误

外科病理学中误差源

Ⅱ 分析阶段
·从标本的肉眼检查至诊断结束。
潜在错误示例：
以下各项的错误解释
①肉眼取样，抽样误差
②组织切片（误诊）
　切片的质量不佳
　切片上"拾取"的异物

每个周期的错误率
·分析前：
－错误识别：27%～28%，最常被临床医师发现。
－缺陷样本：4%～10%。
·分析：
－错误解释：23%～29%，最常被病理医师发现的。
·分析后：
－缺陷报告：29%～44%，由临床医师和病理医师发现。AmJ Clin Patho 2008；130；238－246

图25.1　外科病理学中差错的根源

● 扩展阅读 ●

Pfeifer JD, Humphrey PA, Ritter JH, Dehner LP. The Washington manual of surgical pathology. Philadelphia: Wolters Kluwer; 2019.

Quality Control and Assurance in Anatomic Pathology: The Moffitt Experience [Internet]. moffitt.org. 2012. [Cited 2019]. https://moffitt.org/media/6067/centeno-qc-and-qa-in-anatomic-pathology.pdf.

Santana MF, Ferreira LCde L. Errors in Surgical Pathology Laboratory [Internet]. IntechOpen. IntechOpen; 2018 [cited 2020Aug1]. Available from: https://www.intechopen.com/books/quality-control-in-laboratory/errors-in-surgical-pathology-laboratory